フツーの歯科医院でもムリなくできる

第2版

スタートアップ!
口腔機能低下症

松島良次・塚本佳子

医歯薬出版株式会社

This book is originally published in Japanese
under the title of :

FUTSU-NO SHIKAIIN-DEMO MURI-NAKU DEKIRU
SUTATO APPU! KOUKUKINOU-TEIKASYOU
（A simple guide to Oral Hypofunction for general dentists & dental hygienists）

MATSUSHIMA, Ryoji
TSUKAMOTO, Yoshiko
  Matsushima Dental Clinic

© 2022 1st ed.
© 2024 2nd ed.

ISHIYAKU PUBLISHERS, INC.
  7-10, Honkomagome 1 chome, Bunkyo-ku,
  Tokyo 113-8612, Japan

口腔機能をみないメインテナンスはありえない！

　近年，日本人の死因の上位である肺炎患者のうち，入院した高齢患者の肺炎の種類を調べたデータによると，80歳代の肺炎患者では約80％が，90歳以上では95％以上が誤嚥性肺炎であったと報告されています．このように，後期高齢者の肺炎の多くは誤嚥性肺炎であり，少しでもこのリスクを軽減させるために，一般の歯科医院で口腔機能低下症を管理することが求められています．一方で，患者さんも歯科医療者も「いつまでも自分の歯で食べられるようにしたい」という共通の思いはあるものの，患者さんは「痛みが出なければいい」，歯科医療者も「歯が残ればいい」と思っている人が多い気がします．

　50歳を越えた頃から，誰しも一度や二度は舌や頬の内側を噛んだり，咳払いが増えたりします．振り返ってみれば，その頃から口腔機能が衰え始めていたことに気づくはずですが，現在開業している先生方の多くは，私を含めて，この分野の学校教育を受けていません．今まであまりスポットを浴びてこなかっただけに，見逃してしまいがちです．しかし歯科医師や歯科衛生士には，患者さんに少しでも早い段階で「口腔機能低下症のサイン」に気づかせてあげる役割があるのです．そして，口腔機能低下症の管理を今後多くの歯科医院で行うことで，誤嚥性肺炎による死亡者を減らすことができたら，歯科医療者の地位向上にもつながることと思います．

　予防歯科を標榜する医院は年々増えてきましたが，口腔機能低下症の管理までできる医院は多くありません．ぜひ普段のメインテナンスプログラムに「口腔機能への取り組み」を加えていただききたい．そのためには，まずは医院の管理者である歯科医師が，医院の方針として口腔機能低下症に取り込む号令をかけてください．器材が揃えば，あとはこの本がナビゲートしてくれます．また取り組んでみてわかったことですが，口腔機能管理を通して歯科衛生士と患者さんの距離が縮まり，ブラッシングなどのモチベーションもアップします．歯科衛生士の皆さんはこの新しい武器を手に，歯周病やう蝕予防のメインテナンスの効果も上げてください．口腔機能をみないメインテナンスなんて，ナンセンスですよ！

2024年9月

松島　良次

目 次

第1章 なぜ一般の歯科医院で「口腔機能低下症」をみるのか
～「噛める＝食べられる」ではない!?～

口腔機能の重要性──「噛める」と「食べられる」は違う！ ……………… 8
「今は困ってない」……じゃあ，今後も本当に困らない？ ……………… 9
メインテナンス患者にこそ口腔機能低下症の検査を！ ……………… 10
もっとも大事なのは訓練（トレーニング）！ ……………… 11
医院にとっても患者さんにとってもメリットは大きい！ ……………… 13

第2章 フツーの歯科医院でできる！検査のコツ

① 7つの検査は症状に合わせて実施する！
　～検査をスムーズに受け入れてもらうために ……………… 16

②-A 口腔内状況の検査
　口腔衛生状態不良の検査 ……………… 18
　口腔乾燥の検査 ……………… 21

②-B 咀嚼状況の検査
　咬合力低下の検査 ……………… 27
　咀嚼機能低下の検査 ……………… 29
　舌口唇運動機能低下の検査 ……………… 37

②-C 嚥下状況の検査
　嚥下機能低下の検査 ……………… 39
　低舌圧の検査 ……………… 43

第3章 フツーの歯科医院でできる！訓練のコツ

① 検査結果から考える訓練の提案 ……………… 48

②-A 口腔内状況の検査で基準値を下回った患者さんに勧める訓練

鼻呼吸トレーニング ……………………………………………………… 49

唾液腺マッサージ ………………………………………………………… 50

舌回し ……………………………………………………………………… 51

②-B 咀嚼状況の検査で基準値を下回った患者さんに勧める訓練

ガムトレーニング・咀嚼トレーニング ………………………………… 52

あいうべ体操 ……………………………………………………………… 53

②-C 嚥下状況の検査で基準値を下回った患者さんに勧める訓練

スプーンプレス …………………………………………………………… 55

舌ブラシを使ったトレーニング ………………………………………… 56

ガラガラうがい …………………………………………………………… 57

ペットボトルトレーニング ……………………………………………… 58

ハンドマウス法（ペットボトルトレーニングの代用法） …………… 59

パタカラ体操 ……………………………………………………………… 60

カラオケ …………………………………………………………………… 61

第4章／スムーズな検査と訓練のために おさえておきたい患者さんの"サイン"

① 知っておきたい3つのポイント

ポイント① 「歯科疾患」と「口腔機能」はつながっている ………………… 64

ポイント② 「口腔機能」は全身ともつながっている ……………………… 66

ポイント③ でも「高齢者＝全員問題あり」ではない！ …………………… 67

② 口腔機能低下症に関わる全身のサイン

患者さんの変化：受付〜ユニットでの観察から …………………………… 70

全身疾患：問診から ……………………………………………………………… 70

生活背景：何気ない会話から ………………………………………………… 73

③ 口腔機能低下症に関わる口腔のサイン

口腔衛生状態が悪くなってきた ……………………………………………… 74

口腔乾燥がある …………………………………………………………………… 76

咀嚼機能が落ちてきた ………………………………………………………… 78

嚥下機能が落ちてきた ……………………………………………… 80

舌や口唇をうまく動かせなくなってきた ……………………………… 81

第5章／口腔機能低下症への取り組みの実際

① 口腔機能低下症のサインをみつけたら～検査と訓練を導入するコツ

口腔機能低下と全身の異常のつながりを知ってもらう ……………… 84

聞き方を工夫して，口腔機能の低下に気づいてもらう ……………… 85

② 実際に検査をし，訓練によって口腔機能が改善した症例

1）現時点では何の変化もみられない患者さん ……………………… 89

2）兆候や変化はあるが，口腔機能が低下しているとは思っていない患者さん … 92

3）全身疾患や服用薬の影響で，明らかに口腔機能が低下している患者さん … 99

第6章／普段の診療に＋α！算定のポイント

① 口腔機能低下症の算定の基本知識

基本の算定項目 ………………………………………………………… 104

口腔機能管理料の算定手順 …………………………………………… 107

歯科疾患管理料・長期管理加算・口腔機能管理料は

今後のゴールドスタンダードに！ …………………………………… 110

② 実際の算定の流れ ………………………………………………… 111

第7章／口腔機能低下症への取り組みによって症状が改善した症例

①「義歯だから仕方ない」といって諦めなかった症例 …………… 130
② 咬合力が強くても口腔機能が低下していた症例 ……………… 136

Q&A …………………………………………………………………… 142

イラストレーション｜星野由美子　　装幀｜Malpu Design（清水良洋）　　本文デザイン｜Malpu Design（佐野佳子）

第1章

なぜ一般の歯科医院で「口腔機能低下症」をみるのか

～「噛める＝食べられる」ではない!?～

口腔機能の重要性──「噛める」と「食べられる」は違う！

　数年前に「フレイル（虚弱）」という言葉が歯科界に飛び込んできました．そこからオーラルフレイルや口腔機能の低下が注目されはじめましたが，当時の私は「開業医には関係のないことだろう」と認識していました．

　ところが開業して30年も経つと，多くの患者さんが高齢化していくにつれて，どれほどプラークコントロールが良かった患者さんでも，だんだんとプラーク量が増えていくことに気づくようになります．「歳だから仕方ない」──少し前なら，それで片付けていました．しかしその後，当院をかかりつけ歯科医院として通い続けてこられた患者さんのご家族から訪問診療を依頼され，年に一度くらいの不慣れな訪問診療をしたときに，歯科医師人生最大の衝撃を受けることとなりました．

　その患者さんは，つい半年前まで当院に普通に通院していたのですが，病気で下半身麻痺に陥って通院できなくなってしまったため，居宅に訪問し，食事風景を見ることになりました．すると，軟らかいご飯とおかずを"噛む"ことはできても，"飲み込もう"とすると誤嚥し，すべて吐き出していました．そう，**「噛める」ことと「食べられる」ことは違うのです**（図1-1）．

　当時の私は，患者さんが「噛めている」と言えば「問題がない」と判断していました．しかし，いま写真を振り返ってみると，舌苔は確認できませんが，唾液が少なく，口腔機能が低下している兆候があったように見えます．当時，

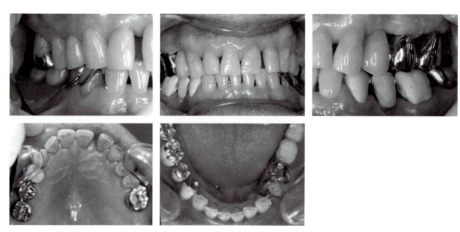

図1-1　「噛めること」と「食べられること」は違う
メインテナンス中の口腔内写真．ブラキシズムによる咬耗やフレアアウトはあるものの，プラークコントロールは良好で，食事に支障はないとおっしゃっていた．しかし，肉も噛むことはできたが，飲み込むことができないため，口からの食事はドクターストップがかかってしまった……．

第1章　なぜ一般の歯科医院で「口腔機能低下症」をみるのか

この方に口腔機能低下症の検査を実施していたら，義歯や咬耗のせいで細かく噛み砕けず，咀嚼能力検査で引っかかっていたかもしれません．また，居宅に訪問した際に，麻痺がない側に顔を傾けて食べさせるなどの対応をしていたら，口からの食事を続けられたかもしれません．歯科医師は咀嚼だけではなく，嚥下まで責任をもって管理しなければならないことを痛感させられました．

　われわれ歯科医師は，補綴治療を行った後などに「よく噛めていますか？」と問診することが多いと思います．しかし，ちゃんと「食べる」ことができているかどうかまではわかりません．例えば，食事中に食べ物を飲み込むのに水分を必要とする回数が増えたり，舌や口唇を噛むことが多くなったりと，食べられなくなっている兆候まではなかなか把握できていないのではありませんか？　そして，そのような兆候があっても，患者さんも「歳だから仕方ない」と歯科医師に報告しない場合がほとんどです．

　いっしょに食事はできないまでも，まずは「ちゃんと食べられましたか？」「何を食べましたか？」「喉につかえたりしていませんか？」と，そうした食行動の詳細もしっかり把握することが求められています．そして，「食べる」のに重要な役割をもつのが「口腔機能」なのです．

「今は困ってない」……じゃあ，今後も本当に困らない？

　ところが，現時点で何らかの口腔機能が低下している自覚症状がない患者さんに何度も口腔機能の話をすると「いまは困ってないから」と嫌な顔をされます．歯科医療者も，勉強会などで必要性は理解するものの，実行に移すまでには至らないことがほとんどです．どうしてなのかといろいろ考えてみると，第一の理由として，患者さんも歯科医療者も実際に「食べられずに苦しんでいる人」を見ていないからなのかもしれません．

　人間は，着実に加齢変化を伴い，いずれ死んでいきます．いままで何人もの患者さんに聞いてきましたが，皆さん「他人に面倒をかけずに死にたい」とおっしゃいます．しかし，食べ物や運動には気を遣っても，咀嚼や嚥下は「死ぬまでできるもの」と勘違いされているようです．

　少し皆さんの周りの高齢者を意識して観察してみてください．親戚で集まったときの食事のシーンでも，つねに水を飲まないと飲み込めない人や，くちゃくちゃ音を立てて食べている人，ときどき咳ばらいをする人などを必ず目にすると思います．そのまま放置していたら，その方たちは，いずれ口から食べる

ことが難しくなるはずです．また，もし近親者で介護老人ホームなどの施設に入られている方がいたら，ぜひ一度介護を受けている現場に行って，食事の様子を観察してみてください．

そして患者さんにも，周囲の高齢者の食事を観察することを促し，将来の自分の姿と重ね合わせてもらいましょう．いま健康な患者さんが胃瘻や静脈栄養になることなく，いつまでも口からおいしく食べることができるよう，外来に通って来られるうちに，咀嚼や嚥下に関わる口腔機能の大切さを歯科から伝えましょう．

メインテナンス患者にこそ口腔機能低下症の検査を！

しかしそうはいっても，ご想像がつくかとは思いますが，**う蝕や歯周病の治療を主訴として来院された患者さんに，いきなり口腔機能の話をし，口腔機能低下症の検査を持ちかけるのはハードルが高いです**．そのため当院では，まずメインテナンスの患者さんを中心に検査を行っています．その理由は，**メインテナンスで通院される方には「現在の良い状態を維持させたい」との思いがある**からです．「病気にかからないために必要なことは何でもする」という心の準備が整っており，つまり予防的な知識に飢えている方が多いためです（図1-2）．

当院のメインテナンスプログラムでは，う蝕や歯周病の治療終了後，まず1カ月後に再評価を行います．治療中はプラークコントロールが良くても，治療が終了した途端にブラッシングのレベルや習慣が元に戻ってしまうのを防ぐためです．その再評価時に，口腔衛生状態が保てている50歳以上の患者さんに対し，医院の新たな習慣として，口腔機能低下症の検査を実施しています．メ

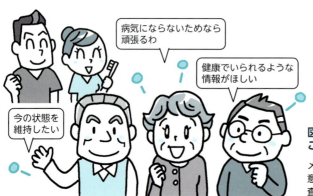

図1-2 メインテナンス患者にこそ口腔機能低下症の検査を！
メインテナンス患者はそもそもの健康意識が高いため，口腔機能低下症の検査を受け入れてもらいやすい．

インテナンスの目的は歯科疾患の重症化予防です．**口腔機能低下症も立派な歯科疾患**ですので，まだ自覚症状がなくても，口腔機能のどこかに衰えがないか調べさせてもらいます．

　最初は，通院歴が長く，健康意識の高い協力的な患者さんから始めたほうがよいでしょう．患者さんには，「お口の衰えの兆候が出ていないか，いくつかの検査をさせてください」とお願いすれば，興味をもってもらえると思います．そして，はじめは検査を行うためにある程度時間を使いますので，まずはキャンセルが出て空いてしまった時間とか，アポイントが埋まらなかった時間を利用して始めてみましょう．

　しかし，口腔機能低下症を診断するためには，検査項目が7つもあります．開業歯科医院で一気に7つの検査をすべて行うのは患者さんも術者も大変です．検査の準備から片付けをすべて一度に行うと，30〜40分くらいかかることもあります．これでは通常のメインテナンス業務ができません．私たちもそうですが，検査を受ける患者さんも結構疲れてしまいますので，何度かに分けて行うことをお勧めします．通常は2〜4回の通院回数のなかで検査を終えられます．検査は分けて行っても大丈夫ですので，無理せず，できそうな項目から少しずつ行っていくことをお勧めします※．

※口腔機能管理料を算定するためには4つの検査が必要ですので，算定上の理由でこれらの検査を優先することもあります（▶第6章参照）．

もっとも大事なのは訓練（トレーニング）！

　口腔機能低下症の検査はもちろん，機能の評価のために必要です．しかし，口腔機能の低下を改善するために重要なのは，検査の先にある**訓練（トレーニング）**です．しかし一般開業医の多くは，「口腔機能低下症の訓練」と聞くと，いわゆる「リハビリ」をイメージして身構えがちです．実際に読者の皆さんのなかにも，例えば回復期病棟で重症な患者さんが一生懸命リハビリに励む様子などをイメージされる方がいるのではないでしょうか．

　たしかに口腔機能の訓練も「劣った機能を取り戻すための方法」という意味ではリハビリの1つではありますが，口腔機能低下症の検査結果が基準値以下で，訓練の指導の対象となっても，その多くの患者さんはまだ普通に食べられています．一般的に「リハビリ」と聞いてイメージするような重症患者さんではないのです．そしてむしろ，そのような患者さんにリハビリという言葉を

使ってしまうと，人によっては「"障害者"扱いされた」と気分を害されてしまいます(図1-3)．そのため，当院ではリハビリという言葉は使わずに「トレーニング」という言葉を使っています．特に女性には「アンチエイジング」という言葉もお勧めです．「これをするとほうれい線がなくなりますよ」「お顔のたるみがなくなり小顔になりますよ」といったポジティブワードを使います．

　一方，男性には，「健康寿命」と「認知症予防」というキーワードを使います．肉体は年齢とともに衰えますが，平均寿命が延びていくにつれ，健康寿命を延ばしたいとほとんどの患者さんが考えています．さらに，症状がない患者さんにはやさしい言い方をしても響かないので，「身体は丈夫でも脳が衰えたらつらくないですか？」「口腔機能の低下は脳の老化を早めますからよくお考えください」などと，少し強めのトーンで話すのも効果的です．とにかくトレーニングを習慣化させるために，あの手この手を使って患者さんに促しています．

　喫煙歴があり胃癌の手術を受けたYさんは，50代のころから治療中に水が溜められず，途中で何度もうがいをする状態でしたが，舌回しと鼻呼吸トレーニングを数カ月行ってもらったところ，最近ではスケーリング中も口腔内に水を長時間溜められるようになりました．また，麺類がすすれないと言っていたIさんは，空になったペットボトルを吸ってへこませて，吐いて膨らませるトレーニングを毎日行ったことで，おそばを上手にすすって食べられるようになりました．「シャーベット」が「キャベツ」に聞き間違えられたという小料理屋のご主人Tさんは，オーラルディアドコキネシス（パタカラ検査）を行うとすべて基準値以下でしたが，パタカラ体操とあいうべ体操を行ったことで，少しずつ滑舌が良くなってきました．

　これからも長寿傾向は上昇しますから，患者さんには足腰を鍛えるのと同じように，口腔筋を鍛える習慣を身につけさせることが，歯科医療者に求められ

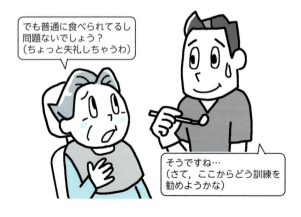

図1-3　普通に食べられている患者さんに訓練を促すには工夫が必要

ます.

医院にとっても患者さんにとってもメリットは大きい！

　当院では，口腔機能低下症が保険収載されて以来，6年間でおよそ700人の患者さんに対して検査を行い，訓練に取り組んできました．詳細は以降の章で説明しますが，7つの検査のうち3つ以上で基準値を下回れば，口腔機能低下症と診断されます．そして，一見症状もなく，問題がなさそうにみえる患者さんでも実際に検査を行ってみると，驚くほど多くの方が口腔機能低下症と診断されます．

　一方で，低下している項目が3つ未満であれば，口腔機能低下症とは診断されず，訓練も不要と考えられがちです．また，検査の一部には保険的な評価がありますが，低下した機能を維持向上させるための訓練は，口腔機能管理料に包括されており，特別な評価はありませんでした．ところが，令和6年度診療報酬改定で，「口腔機能低下症の確定診断には至らなかった場合でも，口腔機能管理の必要性を認めたときは，歯科衛生実地指導のなかで指導を行うことができる」という新たな評価が追加されました（**詳細は第6章参照**）．つまり，国の方針においても，口腔機能の維持向上は重点課題だと位置づけられているわけです．

　さて，患者さんが歯科医院に一番望むことは何でしょうか？　おそらく「自分の歯でいつまでもおいしく食べられること」ではないでしょうか．長く通院される患者さんの多くは，その医院をかかりつけ歯科医院だと思って信頼を寄せているはずです．予後が厳しかった歯を残し，メインテナンスをし続けて歯は残ったけど，口腔機能が衰えて食べづらくなり，介護が必要となってしまった──そのような結果になってしまえば，ほとんどの開業医の仕事は，その時点で終わります．そして介護専門職に引き継がれていきますが，自分の担当患者さんがそうなってしまったとしても，その事情を患者さんのご家族や友人から知る機会は多くありません．医院側も「○○さん最近来ないね〜」程度にしか考えていないからです．

　そのため，当院では「口腔機能低下症」という診断がつかず，たとえすべての検査項目が基準値の範囲内だとしても，高齢であれば今後機能が衰えていく可能性が高いため，検査した人全員に訓練を指導しています．機能が衰えてから始めるのでは，訓練の定着に時間がかかりますし，患者さん自身が諦めモー

ドになって，導入に失敗してしまうからです．

　また当院では，患者さんごとの状況を毎日朝礼時に確認し，来院の途絶えた患者さんがいれば，しばらく追跡するようにしています．直接電話することもあれば，ご家族や友人に事情を聴くこともあります．メインテナンスとは経過を追って管理するということですが，つまりその方の最期にまで寄り添うということだと思います．「あのとき口腔機能の訓練を勧めていたら，こんなことにならなかったかもしれない．もっと早く気付いていれば……」と後悔することも少なくありません．そんな患者さんをつくらないために，元気なときから口腔機能の重要性を伝え，検査をし，訓練を習慣化させておくことが，医院にとっても患者さんにとっても大きなメリットだと感じています．

　最近は保険診療のなかでも，重症化予防という考え方が増え，「口腔機能低下症」や「口腔機能発達不全症」も軽症のうちに手を打つことが大事だという風潮になってきました．歯周病やう蝕は，的確なブラッシング指導と管理によって重症化を防げます．口腔機能低下症も，**トレーニングを習慣化させることで重症化予防になる**ということを多くの患者さんに浸透させることが必要です（図1-4）．そしてこれは，患者さんが選ぶかかりつけ歯科医・歯科衛生士に一番求められていることだと思います．

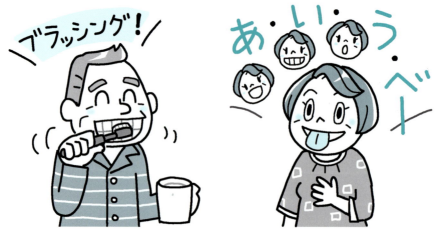

図1-4　口腔機能低下症の予防は歯周病やう蝕の予防と同じ
口腔機能低下症も，歯周病やう蝕と同様に適切な歯科管理によって重症化を予防できる．

第 2 章

フツーの歯科医院でできる！
検査のコツ

正しい検査結果を得るためには，正しい検査方法を把握することが重要です．しかし，口腔機能低下症の検査には，注意が必要なポイントがいくつかあります．本章では，一般の歯科医院でもメインテナンスの合間に効率よく実施でき，かつできるだけ結果のバラツキも少なくするための検査のコツをご紹介します．

1 7つの検査は症状に合わせて実施する！
～検査をスムーズに受け入れてもらうために

現在，口腔機能低下症の検査には，以下の7つの項目があります（表2-1）．

表2-1　口腔機能精密検査の検査項目と基準値[1]

下位症状	検査項目	該当基準	本書の関連ページ
①口腔衛生状態不良	舌背上の微生物数	$3.162×10^6$ CFU/mL以上	18
	舌苔の付着程度	50%以上	19
②口腔乾燥	口腔粘膜湿潤度	27.0未満	21
	唾液量	2g/2分以下	26
③咬合力低下	咬合力検査	500N未満※ （デンタルプレスケールⅡ・フィルタなし） 375N未満（Oramo-bf）	27
	残存歯数	20本未満	29
④舌口唇運動機能低下	オーラルディアドコキネシス	「パ」「タ」「カ」 どれか1つでも6回/秒未満	37
⑤低舌圧	舌圧検査	30kPa未満	43
⑥咀嚼機能低下	咀嚼能力検査	100mg/dL未満	29
	咀嚼能率スコア法	スコア0，1，2	36
⑦嚥下機能低下	嚥下スクリーニング検査（EAT-10）	3点以上	39
	自記式質問票（聖隷式嚥下質問紙）	Aが1項目以上	40

※デンタルプレスケールⅡで圧力フィルタ機能を使用した場合は350N未満，デンタルプレスケールを使用した場合は200N未満が基準値となります．

　この7つの検査を行い，3項目以上該当した場合に「口腔機能低下症」と診断します．そのため，まずは検査をしなければ何も始まりません．本来，問診などを通して「食べ物が口の中に残るようになった」「口の中が乾くようになった」といった口腔機能低下の兆候が認められたら，この7項目の検査を行うことが推奨されています．しかし一般の歯科医院に，しかもメインテナンスで通っているような"意識の高い"患者さんにいきなり「検査を7つやります」と言っても，その検査をなぜするのかがわからなければ，患者さんは**「悪いところなんてないのに面倒くさい」**と思ってしまいます．そしてほとんどの場合断られ，そこでつまずいてしまうことになります．

そのため，実際の臨床では，まずは**症状に合った検査から始める**ことをお勧めします．上の表の順番どおりにやる必要はありません．重要なのは，検査するときに「**なぜ検査をするか**」「**何を調べるか**」をはっきり患者さんに伝えることです．患者さんの症状に合った検査なら，これらの説明がしやすく，理解も得られやすくなります．

当院では，これまで診てきた患者さんの症状をもとに，7つの検査項目を大きく以下の3種類に分けて考えています．

A）口腔内状況の検査
- ■ 口腔衛生状態不良
- ■ 口腔乾燥

B）咀嚼状況の検査
- ■ 咬合力低下
- ■ 咀嚼機能低下
- ■ 舌口唇運動機能低下※

C）嚥下状況の検査
- ■ 嚥下機能低下
- ■ 舌口唇運動機能低下※
- ■ 低舌圧

※食べ物を摂食嚥下する際，まず口唇で捕らえ，その後舌と口唇（頬粘膜）で咬合面に運んで乗せて粉砕します．そして飲み込める大きさになったら，舌で咽頭の方へ押し込み嚥下します．このように舌と口唇は咀嚼と嚥下の両方の機能に深く関わるため，「舌口唇運動機能低下」は B）と C）で重複させています．

そして，スケーリングやPMTCもしなければいけない短いメインテナンス時間のなかでは，**いかに検査を効率的に行うか**も重要です．例えば「口腔衛生状態不良」の検査は，口腔内をのぞき込むだけですぐわかります．「咬合力低下」の検査も残存歯数でカウントできるため優先的に行いやすく，「嚥下機能低下」は質問による検査ですので，空いた時間を有効活用して実施できます．

こうした臨床での取りかかりやすさも考慮し，次ページから一つひとつの検査項目について，検査の方法やコツを順にご紹介します．

※当院での経験をもとに，本書では特に「一般の歯科医院で実施しやすい検査」に焦点を当てて，臨床でつまずきやすいポイントなどを中心にご紹介しています．検査方法については各メーカーのHPなどもご参照ください．

口腔内状況の検査

口腔内状況の検査を勧めやすい症状・所見は……

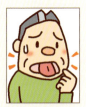
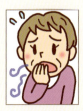

- 口角が切れやすい
- 舌が赤く，ヒリヒリする
- 口臭が気になる
- 口の中が乾く
- 口呼吸で舌苔が顕著

こんな患者さんには……

○○さんのお口を見ると，唾液が少なくなっているようです．唾液が少ないと口腔内が乾燥し，舌の上に汚れが溜まりやすくなります．
「お口の中の汚れを調べる検査」と「お口が乾燥しているかを調べる検査」をしてみませんか？

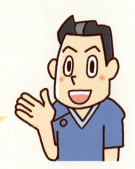

口腔衛生状態不良の検査

1) 舌背上の微生物数の計測

微生物口腔細菌定量分析装置（口腔内細菌カウンタ NP-BCM01-A／パナソニック）を用いて，舌背上の細菌数を計測します．計測値が 3.162×10^6 CFU/mL（口腔内細菌カウンタのレベル4）以上で「口腔衛生状態不良」と判定します．

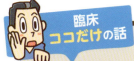
臨床ココだけの話

　口腔内細菌カウンタは元々，口腔内の細菌数が多いと誤嚥性肺炎のリスクが高まることと，口腔ケアの大切さを気づかせるために開発されたものですが，実際には口臭測定の装置として多く使われてきました．機器の操作はそれほど複雑ではなく，大きさもコンパクトであるため持ち運びやすいといったメリットがあります．

　しかし，口腔機能低下症の検査を目的とした場合，口腔内細菌カウンタを使用した検査の点数は65点と低く，機器本体が約23万円もすること，センサーチップ類のランニングコストが1回あたり330円かかること，また検査時間や人件費なども考えると，新たに購入することはお勧めしません．舌苔の付着程度（TCI）の検査のほうが，普段の口腔内診査時に目視で実施できるためお勧めです．

　一方，すでに口腔内細菌カウンタをお持ちであれば，口臭を気にする患者さんはたくさんいるので，訓練のモチベーションになるかもしれません．また，口腔内細菌カウンタでは口腔内細菌数が数値化されますが，各レベルに応じたフェイスマークが光るので，数値を説明するよりもフェイスマークを患者さんに見てもらうことで，結果を即座に理解してもらえるという利点があります（図2-1）．

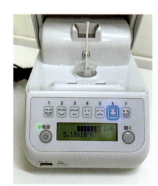

図2-1　口腔内細菌カウンタ
口腔内細菌数のレベルに応じてフェイスマークが光る．
口腔機能低下症の検査においては，レベル4以上で口腔衛生状態不良と判定する．

2）舌苔の付着程度の評価

　Tongue Coating Index（TCI）を用いて，舌苔の付着程度を視診で評価します．TCIが**50％以上**で「口腔衛生状態不良」と判定します．

❶ユニットに水平位の状態で，舌の先端から舌根部分までよく見えるように，患者さんに舌を「ベーッ」と思いきり出してもらいます．

❷舌表面を9つのエリアに分割し，視診でそれぞれのエリアの「舌苔スコア（0，1，2）」を評価します（図2-2）．舌が引っ込んでしまう前にすばやく，舌根付近から診査をしていきます．スコアを読み上げる係と，記録する係と2名で行えば，よりスムーズです．このとき，スコアを読み上げる部位の順序を記録係とあらかじめ共有しておきましょう．基本的には図2-2（舌苔スコアの記録）に示されている番号順に診査していくことがお勧めです．
　なお当院では，図2-2を小さくカラーコピーして，実際の舌と見比べながらスコアの判定を行っています（図2-3）．

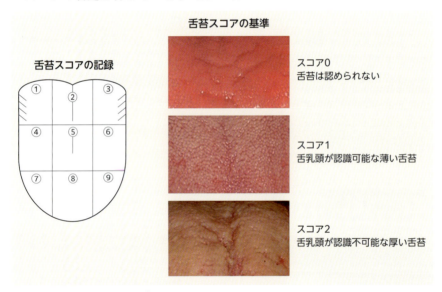

図2-2　舌苔スコアの基準[1)]

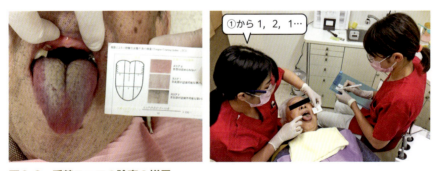

図2-3　舌苔スコアの診査の様子
図2-2を小さくカラーコピーしたものを舌と見比べながらスコアを読み上げ，もう1人が記録する．

❸舌苔スコアから TCI $= \dfrac{合計スコア}{18} \times 100 (\%)$ を算出します．

> **つまずきポイント　舌苔がよく見えない**
>
> 乾燥している状態ほど舌苔ははっきりと見えますが，唾液が多い方でも，口呼吸などで舌苔が付着している場合があります．舌が濡れてよく見えない場合は，軽くエアーをかけると視診しやすくなります．

口腔乾燥の検査

1) 口腔粘膜湿潤度の測定

口腔水分計（ムーカス，**図2-4**）または口腔湿潤計（Murata 口腔湿潤計ムーカス，**後述**）を使用して，口腔粘膜湿潤度を計測します．測定値が **27.0 未満**であれば「口腔乾燥あり」と判定します．

【口腔水分計を使用する場合】

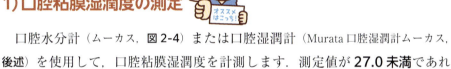

図2-4　ムーカス（ライフ）

❶口腔水分計の先端のセンサー部分に専用シートを装着します．センサー部分がスイッチになっており，圧をかけることでスイッチが入って測定できるしくみになっているため，先端にシートをピンと張り付けると測定前からスイッチが入ってしまい，正しく測れないことがあります．そのため，少し隙間がある程度に装着して，テープを止めます（図2-5）．

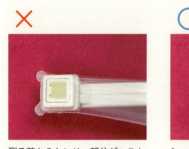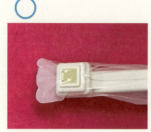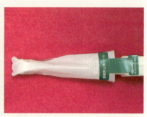

測る前からセンサー部分がへこんで，スイッチが入った状態になってしまっている．

シートは先端に少し隙間ができる程度に装着する．

図2-5　専用シートの装着

❷口腔水分計を執筆状に把持します．上から握るより，執筆状に把持したほうが手首が動かしやすく，患者さんの舌の角度に合わせて圧接することができます（図2-6）．

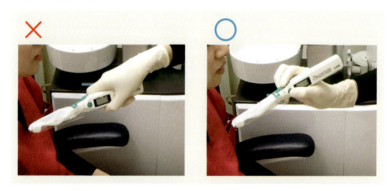

図2-6　口腔水分計の持ち方

❸舌尖から1cmあたりの，正中溝（舌の真ん中の線）のへこみがない平らな部分を選んで，センサー全面を垂直に当てます（**図2-7**）．このとき，患者さんにはなるべく舌を動かさず，力を入れてセンサーに抵抗してもらうようにします．

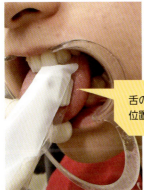

図2-7 舌にセンサーを当てる位置

（吹き出し）舌の正中溝から少しずらした位置にセンサーを圧接する

❹センサー面が傾かないよう，全面を垂直に舌に密着させたまま圧接します．舌にセンサーがしっかり圧接されると「ピッ」と音が鳴り，2秒経つと「ピピッ」と測定終了の音が鳴ります（図2-8）．測定値に不安があれば2〜3回測り，平均値で診断します．

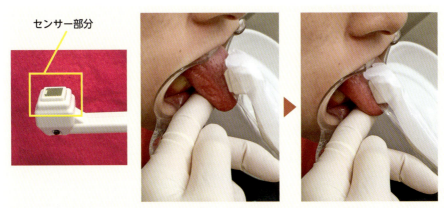

センサー部分

センサー部分（でっぱり）がへこむまでしっかり圧接する．

図2-8 センサーの当て方

つまずきポイント 1　圧をかけると舌が逃げてしまう

　センサーを舌に圧接する際，口腔水分計の場合は200g，口腔湿潤計の場合140gの圧をしっかりかけないと，正しく反応しないことがあります．しかし，圧をかけて舌を押すと無意識に舌が逃げてしまうので，舌をうまく前に出したまま固定できない場合は術者の手で押さえるか，下顎前歯の上に舌を固定してもらうことが必要です．「舌をベーッと出して，そのままでいてください」という指示をすれば，下顎前歯の上に固定してもらえますし，こちらのほうが楽なのでお勧めです（図2-9）．

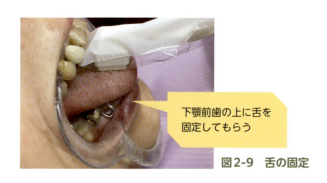

下顎前歯の上に舌を固定してもらう

図2-9　舌の固定

【口腔湿潤計を使用する場合】

　前述したように，口腔水分計は先端のセンサー部分にスイッチがあるため，シート（カバー）のかけ方に余裕をもたせる必要があります．それを改善した製品がこちらの口腔湿潤計ですが，準備と操作の仕方に少し違いがあります．

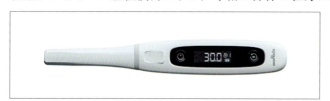

図2-10　Murata口腔湿潤計ムーカス（村田製作所）

❶口腔湿潤計の先端のセンサ部分に専用のカバーを装着し，保護シートを外します．センサカバーの位置合わせ穴を，本体の位置合わせ突起部に合わせることで，先端にぴったり隙間なく装着できます（図2-11）．

第2章 フツーの歯科医院でできる！ 検査のコツ

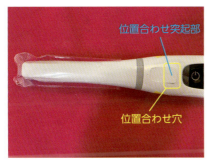

図2-11 センサカバーの装着
センサカバーの位置合わせ穴を，本体の位置合わせ突起部に合わせて装着する．

❷電源ボタンを押してディスプレイに表示が出たら，本体を上から把持し，人差し指を位置合わせ突起部に置きます．こうすることで，センサカバーが固定されます．下から持つと，正しく計測されないことがあります（**図2-12**）．

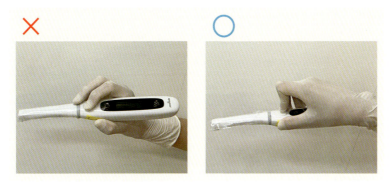

図2-12 口腔湿潤計の持ち方
上から把持し，人差し指を本体の位置合わせ突起部に置くことで，センサカバーが固定される．

❸口腔水分計と同様，舌の正中溝から少しずらした位置に，センサー部分を押し当てます．口腔湿潤計は，舌に押し当てると，バネでネック部分ごと少しそる仕組みになっているのが特徴です．そり終わったところで「ピッ」と音がなり，ここから測定が開始されます．そのまま力を維持して1.5秒間押し続けると，ブザーが「ピピッ」となり，測定値がディスプレイに表示されます．

> **つまずきポイント2　測定値が安定しない……**
>
> 計測されるのは口腔粘膜上の水分ではなく，粘膜下の浅い部分の水分なので，計測直前にうがいをしたり，飲み物を飲んだりしても値に影響はないとされています．しかし，来院された直後は緊張や興奮によって口の中が乾いてしまう場合も多々ありますので，問診などを通して，普段どおりリラックスしてもらってから検査を行うと，安定した値が測れます．

2) 唾液量の計測

唾液量の計測は，サクソンテストで行います．2gの医療用ガーゼを2分間噛んでもらい，ガーゼに吸収された唾液量を計測します．唾液量（ガーゼの重さの増加量）が2分間で**2g以下**の場合，「口腔乾燥あり」と判定します．

> **臨床ココだけの話**
>
> 当院ではサクソンテストはあまり行っていません．サクソンテストは高額な機器を購入する必要はないものの，2gのガーゼというのが意外と大きく，口腔乾燥があると実際に口の中で2分も噛み続けるのは大変なため，患者さんに不評だからです（図2-13）．ただし，口腔水分計（ムーカス）も臨床的ではありますが，ときどき誤作動を起こすことがあるため注意が必要です．

唾液が多い人なら……

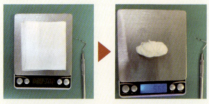

ガーゼが水分（唾液）を吸ってしっかりまとまる．

口腔内が乾燥していると……

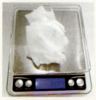 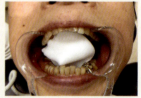

水分（唾液）がないためガーゼが丸まらず，口の中いっぱいにバフバフと広がってしまう．口腔乾燥の患者さんはただでさえ口呼吸の人も多いので苦しい．

図2-13　口腔乾燥患者におけるサクソンテストの注意点

2 B 咀嚼状況の検査

咀嚼状況の検査を勧めやすい症状・所見は……

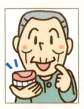
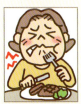

- 残存歯が少ない
- 義歯を装着している
- 食事に時間がかかる（噛みにくい，すり潰しにくい）
- 頰や舌をよく噛んでしまう
- 舌を動かしづらい，喋りづらい

こんな患者さんには……

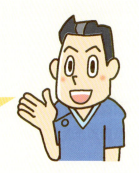

○○さんは食べ物をうまく噛めなくなってしまっている可能性があります．特に噛む力が弱いと，硬いものを噛み砕いたり，すり潰したりすることが難しくなって，食事に時間がかかるようになります．
「噛む力を測る検査」と「うまく噛めているかを調べる検査」をしてみませんか？

咬合力低下の検査

1) 咬合力検査

　歯科用咬合力計を用いて，咬頭嵌合位で3秒間強く噛みしめたときの歯列全体の咬合力を計測します．感圧フィルムと咬合力分析装置（デンタルプレスケールⅡ・フィルタなし）を用いた場合は **500N 未満**，口腔機能モニター（Oramo-bf）を用いた場合には **375N 未満** で，それぞれ「咬合力が低下している」と判定します．なお，義歯装着者は義歯を装着した状態で計測します．

臨床ココだけの話

　咬合力検査の機器は，高価な割に舌圧検査や咀嚼能力検査に比べると保険点数の評価が低いため（130点），口腔機能低下症のためだけに購入するのはお勧めできません．舌圧検査または咀嚼能力検査（いずれも140点）で引っかかれば口腔機能管理料は算定できますので，現時点では次にご紹介する残存歯数の検査で十分だと考えます（詳細は第6章参照）．

　ただ，口腔機能モニター（Oramo-bf）であれば，準備はセンサカバーをつけてスイッチを入れるだけですし，慣れれば検査時間も1分ほどで終わるので，ちょっとした隙間時間にスタッフの手を煩わせずにできる検査としては価値があるかもしれません．当院でも近年 Oramo-bf を導入し，咬合力を測定するようになりました．患者さんにその場で検査の数値を見せて説明できるので，自身の状態を把握し自覚をもってもらうのに良いツールとなっています．

　検査のコツとしては，センサーのアーチ部分を歯列の後方まで挿入して，咬頭嵌合位でしっかり咬んでもらうことが大切です．どのくらいの力で咬んでいいのかがわからない方もいるので，「両側の奥歯でしっかりギューッとスポンジを咬んでください」と声かけをしています．センサーをうまく奥まで挿入できず前方に位置づけてしまうと，センサーのアーチ部分に歯がうまく乗らず，正しく測定ができなくなります．

　また，センサーのアーチ部分の手前に三角の印（△）がありますので，咬ませる際にはそこを正中に合わせて，機器本体とセンサーを平行な状態に保ちます．咬んでもらったときに機器本体を持ち上げすぎると，センサーが曲がってエラーが出てしまうため，位置づけに注意が必要です（図2-14）．

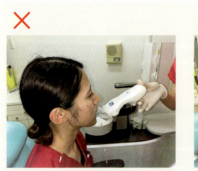 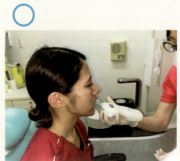

図2-14　Oramo-bfを用いた測定時の注意
機器本体を持ち上げすぎるとセンサーが曲がってエラーになり，測定できません．

2) 残存歯数

残根と動揺度3の歯以外の残存歯数が **20本未満** の場合に「咬合力が低下している」と判定します．

> **臨床ココだけの話**
>
> オーバーデンチャーの中に入っている歯（根面板，内冠，残根）の本数は残存歯数に含めません（図2-15）．実際に義歯を装着している患者さんに検査を実施してみると，残存歯数（咬合力低下）以外でもほとんどの検査で機能が低下していると判定されます．そのため，特に義歯装着者には口腔機能低下症を疑い，残存歯数が20歯未満の場合は他の検査も実施すべきだと考えています．残存歯数は処置中に数えられますし，パノラマX線写真などの資料があれば，それだけで判定も可能なので，「咬合力低下の検査」ではこちらがお勧めです．

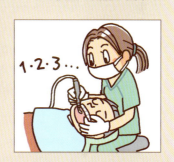

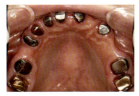 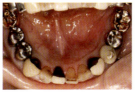 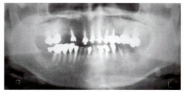

図2-15 残存歯数に残根を含めない例
残存歯は22本だが，上顎がすべて残根なので，口腔機能低下症における残存歯数は下顎だけの歯数（12本）となり，20本未満で咬合力は低下していると判定する．

咀嚼機能低下の検査

1) 咀嚼能力検査

2gのグミゼリー（グルコラム）を20秒間自由咀嚼させた後，10 mLの水で含嗽させ，グミと水をろ過用メッシュ内に吐き出してもらいます．そしてメッシュを通過した溶液中のグルコース濃度を，咀嚼能力検査システム（グルコセンサーGS-Ⅱ，図2-16）で測定する方法です．グルコース濃度が **100mg/dL 未満** の場合に「咀嚼機能が低下している」と判定します．

グルコセンサーは，採取されるグルコースの量により測定値に誤差が出やすいので，事前に患者さんに噛み方や吐き出し方などをよく説明して，十分なろ液で測定できるようにしましょう．

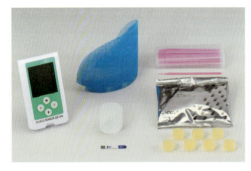

図2-16　グルコセンサーGS-Ⅱ（ジーシー）

❶まず器具を準備します．咀嚼能力検査は**とにかく使用する器具の扱いが細かい**ので，スムーズに正しく行うために，はじめの準備が大切です．【検査】に使うものと，検査後の【測定】に使うものと分けて，それぞれを術者と患者さんの近くに置くようにしましょう（図2-17）．

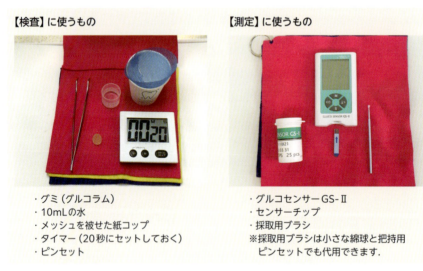

【検査】に使うもの
・グミ（グルコラム）
・10mLの水
・メッシュを被せた紙コップ
・タイマー（20秒にセットしておく）
・ピンセット

【測定】に使うもの
・グルコセンサーGS-Ⅱ
・センサーチップ
・採取用ブラシ
※採取用ブラシは小さな綿球と把持用
　ピンセットでも代用できます．

図2-17　器具の準備

❷【検査】に使うもの（図2-17左）を患者さんに見せて，

- グミを20秒噛んでもらうこと
- 20秒経ったらグミを口の中に残したまま水を口に含み，軽くぶくぶくうがいをしてグミを水に混ぜてもらうこと
- 口の中でグミと混ざった水を，紙コップ（メッシュ）に唾液ごと吐き出してもらうこと

を事前に説明します．特に「噛んだ後に吐き出す」ところまで説明することがもっとも重要です．噛む時間が20秒より長いと測定値は高く，逆に時間が短いと測定値は低く出てしまうため，当院ではちょうど20秒で，かつ左右でバランスよく噛んでもらうために，左右で10秒ずつ噛んでもらうようにしています（図2-18）．

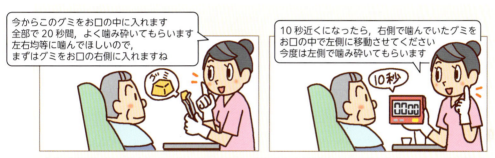

左右の順は逆でも大丈夫です．グミは意外と硬く，慣れない方だと最初はよく噛み砕けないので，咀嚼側がわかっている場合は，咀嚼側から噛んでもらいます．

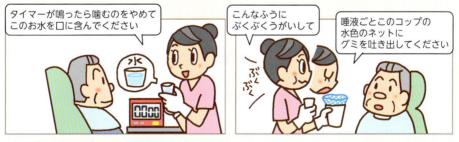

DHがぶくぶくうがいの手本を見せると伝わりやすいです．

図2-18 事前の説明が重要！

❸手の水分が測定結果に影響しないようピンセットでグミをつまみ，患者さんの口の中に入れ，準備ができたら「スタート」と声をかけて（タイマーもスタート），グミを噛み始めてもらいます．左右で10秒ずつ噛ませる場合は，はじめに口腔内の右側にグミを入れて噛んでもらいます．10秒に近づいたら，

今度はグミを舌で左側に運んでもらい，さらに 10 秒間タイマーが鳴るまで噛み続けてもらいます．

❹ タイマーが鳴ったら，噛んだグミをそのまま口腔内に留めてもらい，コップに準備していた水（10 mL）を口に含んでもらいます．軽くブクブクうがいをしてもらい，グミが水に混ざった状態になったら，そのまま唾液ごとすべてを紙コップのメッシュに吐き出してもらいます．

臨床ココだけの話

グミの袋を開封した後，袋の封鎖が悪いと，空気に触れてグミが硬くなることがあります．開封後は空気に触れないようしっかり閉じましょう．

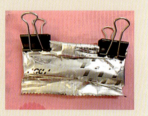

❺ メッシュを紙コップから外し，紙コップを手で回して 10～15 秒ほどよく混ぜます．水量が少ないので，結構勢いよく回して大丈夫です（図 2-19）．

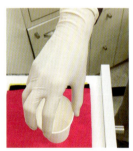

図 2-19　紙コップ中のろ液を手でまわしてよく混ぜる

❻ ここからは術者側の作業です．今度は【測定】に使うもの（図 2-17 右）から，センサーチップをピンセットでケースから取り出し，グルコセンサー本体の挿入口に矢印の向きにセットします（図 2-20）．センサーチップを差し込むと音が「ピーッ」と鳴り，自動的に電源が入ります．ただ，電源が入ってから何もせずに 1 分が経つと電源が自動的に切れてしまうため，当院では測定する直前，❺の行程の途中でアシスタントが準備するようにしています．

第2章 フツーの歯科医院でできる！ 検査のコツ

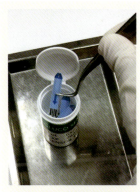
センサーチップは必ずピンセットで取り出す．指で取り出すと，指が濡れている場合に測定結果に影響が生じてしまう．

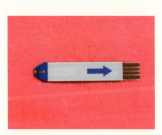
矢印の方向にグルコセンサー本体に差し込む．

図2-20　センサーチップの準備

❼❺でよく混ぜたコップのろ液の上澄みを，採取用ブラシに十分染み込ませます．その後，❻でセットしたセンサーチップの先端部に，採取用ブラシを点着します．このとき，点着する位置に注意しましょう（**図2-21**）．点着するとピッと音が鳴り，6秒後に測定結果がグルコセンサーに表示されます．

※❺〜❼の行程は，5分以内に終えるようにしましょう．

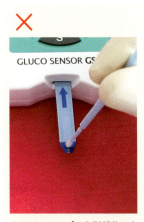
センサーチップの台形部分の上からブラシを点着すると，測定が不十分になってしまう．

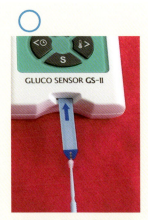
台形部分の先端に点着すると，チップ測定部位にろ液がしっかり行き渡り，確実に測定できる．

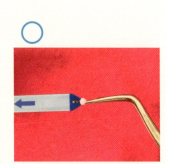
採取用ブラシがない場合は，ピンセットと綿球で代用することもできる．

図2-21　センサーチップに採取用ブラシを点着する際の注意点

　測定結果が20 mg/dLよりも低い場合は「Lo」，500 mg/dLよりも高い場合は「HI」と表示されます．これは，ろ液の中のグルコース量が適切に検出さ

33

れていないためと思われますが，基本的にはご紹介したコツの通りにやっていただければ，誤差やミスは抑えることができます．グルコセンサーを用いた検査は，術者，患者両サイドに準備や手順をよく理解してもらうなどの手間が必要ですが，検査結果がすぐにディスプレイに大きく表示されるため，患者さんに現状を把握してもらうのにとても大きな動機づけとなります．グミを噛み砕けた状態をみていただくのも，ときには現状を知るきっかけになったり，励ましになったりもします．

つまずきポイント　患者さんになかなかうまく噛んでもらえない

とにかく事前の説明が大事です．ただ「よく噛んでください」だと，勘違いして1回ぎゅっと噛んだまま動かない患者さんがいます．一方で「普段食べているように」だとつい飲み込んでしまいます．そのため，最初に説明するときは「噛み砕いてください」とか「何度も噛み潰してください」と言うのが効果的です．ガムなどをギュッギュッと噛み潰すイメージや，ナッツを細かく噛み砕くイメージをもってもらい，よく噛むことだけに集中して，飲み込まないよう注意を促しましょう．「噛む」と「食べる」と「飲む」の区別がつかない人は結構多いです．

それでもグミが意外とおいしいので，特に唾液が多い方は，噛みながら無意識のうちに飲み込んでしまいます．そのため，検査前だけでなく噛んでいる間も「飲まないで，飲まないで」と声をかけ続けましょう（図2-22）．

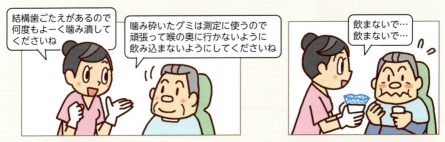

患者さんは結構すぐ飲み込みたがります．噛んでいる最中も「そのまま噛み続けて」「飲み込まないで」と声をかけ続けることが大事です．

図2-22　うまく噛んでもらうためのポイント

臨床ココだけの話

　口腔機能管理料を算定するためには，7項目中3項目以上が該当し，かつ「舌圧検査（JMS舌圧測定器）」「咬合力検査（デンタルプレスケールⅡもしくはOramo-bf）」「咀嚼能力検査（グルコセンサー GS-Ⅱ）」「口腔衛生状態不良の検査（口腔内細菌カウンタ）」のうち1つが低下していることが要件となっています．

　そのなかでは，このグルコセンサー GS-Ⅱが一番安価であること，また数値で示すことができて患者さんに理解してもらいやすいことから，咀嚼機能低下の検査ではこちらがオススメです．また，グルコセンサー GS-Ⅱは元々は義歯の咀嚼能力を測るものであり（有床義歯咀嚼機能検査），有床義歯を新製したときにも，条件によっては検査料の算定ができるため，この機器の利用価値は高いといえます（詳細は第6章参照）．

　ただし，先述したポイントに注意しても，グミの粉砕度と数値の不一致が生じる場合はあります．そのため当院では，数値とグミの咀嚼後の状態（グミの粉砕度）を写真に収め，前回のものと比較できるようにしています（図2-23）．

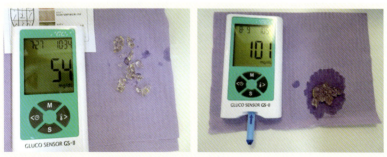

グミが粉砕されて明らかに噛めているのに数値が低い．

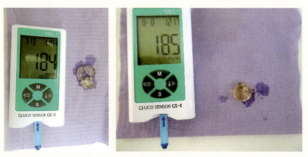

グミがほとんど噛めていないのに数値が高い．

図2-23　不一致の例

2) 咀嚼能率スコア法

　咀嚼能率スコア法は，グミゼリー（咀嚼能率検査用グミゼリー，UHA味覚糖・アズワン）を 30 回咀嚼後，粉砕度を視覚資料と照合して評価します．スコアが **0，1，2** の場合に「咀嚼機能が低下している」と判定します．

> **つまずきポイント　残存歯が多いと検査を断られてしまう**
>
> 　残存歯が多いと「歯はちゃんとあるのになぜ？」と検査を拒否されてしまうことがあります．しかし，残存歯が多くても，咬耗や舌の問題など咀嚼能力が落ちている可能性は十分にあります．「咬合力の検査」と「咀嚼機能の検査」は違うこと（「噛める＝咀嚼できる」ではないこと）をまず歯科側がよく理解し，患者さんにしっかり伝えて検査に納得してもらう必要があります（図 2-24）．

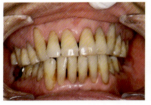
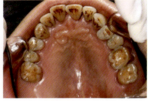
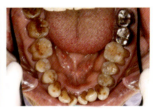

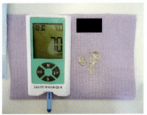

図 2-24　残存歯が多くても咀嚼能力検査の値が低かった例

咬耗が顕著でグミが噛み砕けなかった患者さん．歯はしっかりあるが，長年のブラキシズムによって臼歯部に著しい咬耗が生じており，"噛む"ことはできるが"すり潰す"ことができず，咀嚼能力検査の数値が低かった．患者さんは自分ではしっかり噛めていると思われていたため，結果にショックを受けていた．歯があれば咀嚼に問題ない，ということではない．

舌口唇運動機能低下の検査

　オーラルディアドコキネシスという検査で，1秒あたりに「パ」「タ」「カ」がそれぞれ何回発音できるかを計測します．当院では5秒間繰り返し発音してもらい，発音できた回数を5で割って測定値を出しています．「パ」「タ」「カ」のいずれかが**1秒間で6回未満**しか発音できなかった場合に，「舌口唇運動機能が低下している」と判定します．

❶検査をする前に「5秒で30回以上を目指しましょう」と説明しておかないと，ゆっくり発音してしまう方がいます．しかし一方で「早口で回数をたくさん言えるように」と説明すると，あせって言葉にならない方もいるので，最初に「なるべく早く，はっきり発音すること」をきちんと伝えましょう．その際，検査する人がお手本をみせる（聞かせる）と患者さんが理解しやすいのでお勧めです．少し患者さんに練習してもらうのもよいでしょう（図2-25）．

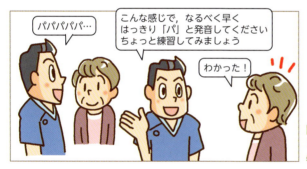

図2-25　オーラルディアドコキネシスは手本と練習が必要！

❷機器やアプリを使う方法もありますが，後述する理由から，当院では発音に合わせてスタッフが紙にペンで点を打ち，計測しています（図2-26）．紙とペンを使って検査をする場合は，タイマーを測って患者さんに「スタート」と「ストップ」を知らせるスタッフと，紙にペンで点を打って記録していくスタッフとで，役割を分けて行うことをお勧めします．

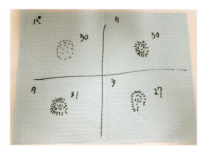

図2-26　紙とペンを使った記録の例
※「ラ」についてはp.38参照．

❸ 5秒ずつ「パパパパパパ……」「タタタタタタ……」「カカカカカカ……」と発音してもらい，紙に記録します．回数が少ない場合の記録が重要なので，手が追いつかないくらい早く言える人なら問題なし！ 機能が落ちていて言える回数が少なければ，5秒ですので十分カウントできます．

また，高齢の患者さんが張り切って大きな声で発音を繰り返すと，途中で息切れしてしまうことがよくあるので，途中「パ」「タ」「カ」の間で少し時間をおいてから続きの発音を検査しましょう．

つまずきポイント 1　患者さんが恥ずかしがってやってくれない

　オーラルディアドコキネシスは声を出す検査なので，恥ずかしがる方は結構多いです．そのため，患者さんの性格によっては最初に行う検査としては避けたほうがよいかもしれません．恥ずかしがる方には，テレビでも結構最近はやっていますので，それを話のきっかけにするのもよいと思います．

つまずきポイント 2　アプリだとうまく測定できない

　測定アプリもありますが，それなりに大きい声で発声してもらわないとカウントされない場合があるので，アプリを使う場合は予行練習をさせたほうがよいでしょう．ただ，声の大小をみる検査ではないので，当院では声の大小に左右されないように，紙とペンを使ったタッピングでカウントをしています．

臨床ココだけの話

　算定にはなりませんが，当院では舌の回転運動の能力を評価する「ラ」も発音してもらいます．「パ・タ・カ」が言えても「ラ」が言えないという患者さんは結構多く，訓練の導入などには効果的です．

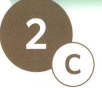 嚥下状況の検査

嚥下状況の検査を勧めやすい症状・所見は……

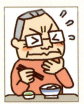 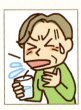

- 食べ物が喉につかえる
- 咳払いが増えた
- よくむせる
- 声がしゃがれてきた
- 治療中に口腔内に水が溜められない
- 処置中に舌がやたらと動いてしまう

こんな患者さんには……

○○さんは食べ物を飲み込む力が弱くなっている可能性があります．舌などを使って食べ物を喉の奥に送り込む勢いが弱くなると，食べ物が喉に詰まったり，むせやすくなったりします．
「飲み込む機能をみる検査」と「舌の力や動きをみる検査」をしてみませんか？

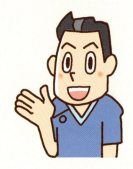

嚥下機能低下の検査

1) 嚥下スクリーニング検査（EAT-10）

　嚥下スクリーニング質問紙（EAT-10：The 10-item Eating Assessment Tool）を用いて検査します[2]．合計点数が **3 点以上** の場合に「嚥下機能が低下している」と判定します．

2）自記式質問票（聖隷式嚥下質問紙）

「聖隷式嚥下質問紙」という質問票を用いて評価します（図2-27）[3]．15の質問のうち，**Aの項目が1つ以上**ある場合に「嚥下機能が低下している」と判定します．

❶本来は患者さん自身に記入してもらうものですが，質問項目が多くて時間がかかることと，多くの高齢者は"お年寄り扱い"されたくないので，**患者さん自身に書かせるとだいたい全部「なし」にチェックし，ほぼ問題がない結果となってしまいます**．そのため，当院では診療の待機時間に**スタッフが問診がてら質問する**ようにしています．

あなたの嚥下（飲み込み，食べ物を口から食べて胃まで運ぶこと）の状態についていくつかの質問をします．ここ2，3年から最近のことについてお答えください．
いずれも大切な症状ですので，よく読んでA，B，Cのいずれかをチェックしてください．

	A	B	C
1. 肺炎と診断されたことがありますか？	繰り返す	一度だけ	なし
2. やせてきましたか？	明らかに	わずかに	なし
3. 物が飲み込みにくいと感じることがありますか？	しばしば	ときどき	なし
4. 食事中にむせることがありますか？	しばしば	ときどき	なし
5. お茶を飲むときにむせることがありますか？	しばしば	ときどき	なし
6. 食事中や食後，それ以外の時にものどがゴロゴロ（痰がからんだ感じ）することがありますか？	しばしば	ときどき	なし
7. のどに食べ物が残る感じがすることがありますか？	しばしば	ときどき	なし
8. 食べるのが遅くなりましたか？	たいへん	わずかに	なし
9. 硬いものが食べにくくなりましたか？	たいへん	わずかに	なし
10. 口から食べ物がこぼれることがありますか？	しばしば	ときどき	なし
11. 口の中に食べ物が残ることがありますか？	しばしば	ときどき	なし
12. 食物や酸っぱい液が胃からのどに戻ってくることがありますか？	しばしば	ときどき	なし
13. 胸に食べ物が残ったり，つまった感じがすることがありますか？	しばしば	ときどき	なし
14. 夜，咳で眠れなかったり目覚めることがありますか？	しばしば	ときどき	なし
15. 声がかすれてきましたか？（がらがら声，かすれ声など）	たいへん	わずかに	なし

図2-27　聖隷式嚥下質問紙

第2章　フツーの歯科医院でできる！　検査のコツ

❷質問は1から順番である必要はありません．患者さんの症状や会話で気づいたことなどに沿って，該当しそうな項目から質問していきます．**「その質問，思い当たるな」**と先に思ってもらえれば，他の質問項目にも興味をもって受け答えする気持ちになってもらえます．逆に，ただ1から順に読み上げると，多くの患者さんは全部「ない」と答えます．最初の質問で「ない」と答えさせてしまうと，他の質問も「どうせないよ」と患者さんは思い，質問の内容を考えてもらう間もなく「ない・ない・ない……」と機械的に答えられてしまいます．**自覚のないことを最初に聞くのはNG**です．

❸誘導尋問にはならないよう注意が必要ですが，**図2-28**のように質問の文言を患者さんの日常生活に関連することに言い換えたり，食べ物をあげて補足したりすると，患者さんは具体的にイメージができるため，より正確に答えてもらうことができます．さらに「若い人でもときどき起こることなんですよ」と付け加えると，正直に答えてくれます．

❹Aの項目が1つでもあれば「嚥下機能が低下している」と判定し，「舌口唇運動機能低下の検査」と，次に紹介する「低舌圧の検査」を時間があるときに行います．Aが1つもなくても，Bがついた項目は次回までによく観察をしてきてもらいます．

臨床 ココだけの話

　EAT-10は質問項目が10個なので答えやすいのですが，同じような設問が多く，判定のバラツキが生じやすいため，当院では聖隷式嚥下質問紙を主に使っています．EAT-10の質問よりも患者さんがイメージしやすく，「食事中にむせる」「食べるのが遅くなった」などの何気ない会話で出てくるような内容がそのまま質問項目にあるので，「じゃあ，調べてみましょうか」と自然な流れで検査に誘導できるためです．また聖隷式質問紙は非常に簡単で，時間があるときに実施しやすいため，嚥下機能の低下がみられる場合は，まずこの検査から行います．この検査で「嚥下機能が低下している」と判定されれば，「舌口唇運動機能低下の検査」や「低舌圧の検査」に持って行きやすいです．

　患者さんに症状がなくても，この検査を行った後に患者さんが食事中に思い出して「そんなこと言われたな」と気づくきっかけにもなるので，オススメです．

質問項目	言い換え・補足の例
1. 肺炎と診断されたことがありますか？	
2. やせてきましたか？	身体の筋肉が落ちてきたと思うことはありますか？
3. 物が飲み込みにくいと感じることがありますか？	物→カプセルの薬など
4. 食事中にむせることがありますか？	食事中に咳払いをすることはありますか？
5. お茶を飲むときにむせることがありますか？	熱いお茶をすするようにして飲むときにむせませんか？
6. 食事中や食後，それ以外の時にものどがゴロゴロすることがありますか？	かぜを引いたわけでもないのに喉に痰が絡んで咳払いしたくなることはありませんか？
7. のどに食べ物が残る感じがすることがありますか？	例）トマトの皮やほうれん草，わかめ
8. 食べるのが遅くなりましたか？	お友達と食事するとき，皆より食べ遅れてしまうということはありませんか？
9. 硬いものが食べにくくなりましたか？	例）フランスパン，りんご，イカ，たけのこ
10. 口から食べ物がこぼれることがありますか？	例）クッキー，ゆで卵
11. 口の中に食べ物が残ることがありますか？	例）ひじき，ひき肉，ごま
12. 食物や酸っぱい液が胃からのどに戻ってくることがありますか？	例）げっぷをしたときにすっぱかったり苦かったりすることはありますか？
13. 胸に食べ物が残ったり，つまった感じがすることがありますか？	例）カステラ，イモ類
14. 夜，咳で眠れなかったり目覚めることがありますか？	夜に口が渇いたり，いびきをかいたりすることはありませんか？
15. 声がかすれてきましたか？	カラオケで以前より高い音が出なくなっていませんか？

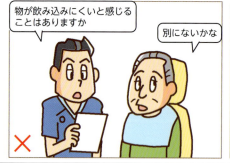
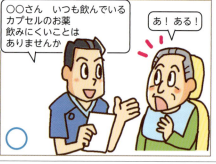

図2-28　より正確に答えてもらうための質問の工夫

舌口唇運動機能低下の検査

p.37〜をご参照ください．

低舌圧の検査

低舌圧の検査は，舌圧測定器（JMS舌圧測定器 TPM-02，図2-29）を使って行います．舌圧測定器本体につなげた舌圧プローブのバルーン部分を，舌と口蓋の間で挟み，舌で数秒間，最大の力で押し潰してもらい，その力を計測します（義歯の患者さんは，義歯を装着したまま計測する）．舌圧が **30kPa未満** の場合に「低舌圧」と判定します．

舌圧検査も，患者さんがどれだけ検査方法を理解して正しく行えるかによって数値に差が出るため，あらかじめ十分な説明と練習をしてから測定することをお勧めします．

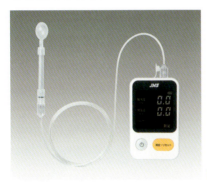

図2-29　JMS舌圧測定器 TPM-02（ジーシー）

❶まず練習する前に，患者さんに舌圧プローブをよく見てもらいます．特に，上下前歯で咬む部位であるネック部分と，舌で押す部位の目印となるバルーンの中央の横の線をしっかり確認してもらいましょう（図2-30）．

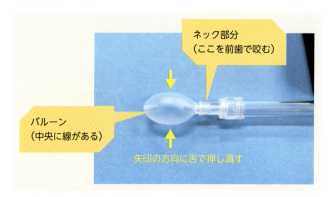

図2-30 検査の前に，舌圧プローブで患者さんに確認してもらうポイント

❷**練習**：口を軽く開けてもらい，バルーン中央の線を水平にして，バルーンを口蓋と舌の間に挿入します．上下前歯の切端でネック部分を軽く咬んでもらい，軽く口を閉じた状態で，舌でバルーンを潰すように口蓋に圧をかけてもらいます．

この練習時に，舌が前歯ではなく，口蓋に向かって押し上げているかをしっかり確認します．まずは舌圧プローブを咬まずに，舌の先端と口蓋の間にバルーンを入れて押す練習をしましょう（**図2-31**）．

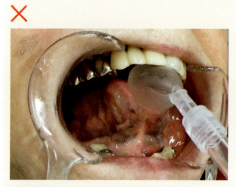
舌が前歯に向かってしまっている．

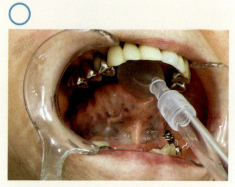
舌を口蓋に向かって押し上げている．

図2-31 舌でバルーンを押す向きの確認

❸**測定**：舌圧プローブを舌圧測定器本体にしっかり接続して，本体の電源ボタンを押します．口腔内にバルーンを挿入する前に，続けて「測定／リセット」ボタンを押します．ボタンを押すとバルーンが加圧されて膨らみます．本体の最大値と現在値が「0.0」と表示されたら，❷の練習と同じ手順で，バルーンを口腔内に挿入して検査を行います．

患者さんが舌をバルーンに圧接すると，5〜7秒程度で数値が安定して上がらなくなってきます．そのくらいの時間を目安に，最大値を記録します．

> **つまずきポイント　急に高い測定値が出てしまう**
>
> Angle 2級の患者さんだと，舌圧の測定値が本来よりも上がりすぎてしまうことがあります．これは，舌の下に下顎前歯が来やすく，舌を口蓋に押しつけるときに舌圧（舌の力）ではなく，歯（咬合力）で舌を押し上げてバルーンを挟んでしまうためです．そのため，プローブのネック部をしっかり上下の前歯で咬ませた状態で測定することが重要です（図2-32）．
>
> また，嚥下時に舌を突出させる癖のある人は，舌と前歯の裏でバルーンを挟んで圧をかけることがあるため，注意してください．

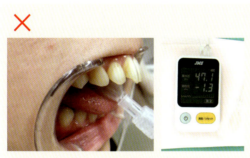
舌圧を測ったところ，47.1と高い数値が出たが，舌の力ではなく下顎前歯の力でバルーンを押していた．

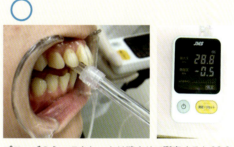
プローブのネックをしっかり噛ませて測定すると28.8となり，低舌圧と診断された．Angle 2級は下顎をぐっと前に出す必要があり，プローブを咬ませにくいため要注意．

図2-32　Angle 2級の患者さんには要注意！

　検査は，機能のレベルを視覚や数値で確認し評価するために必要なことです．患者さんも，検査値が上がるように一生懸命訓練に取り組むモチベーションになります．しかし，ときには検査の信憑性を疑うことも起こります．術者が不慣れだったり，患者さん自身も検査方法を理解していなかったりと不確定要素がたくさんあります．そんなときは，また日を改めて行うのも1つの手です．

参考文献
1) 日本歯科医学会：口腔機能低下症に関する基本的な考え方 (令和 6 年 3 月).
   https://www.jads.jp/assets/pdf/basic/r06/document-240329.pdf
2) ネスレヘルスサイエンス：EAT-10 嚥下スクリーニングツール.
   https://nestle.jp/nutrition/assets/pdf/NHS_EAT-10.pdf
3) 大熊るり，藤島一郎，小島千枝子ほか：摂食・嚥下障害スクリーニングのための質問紙の開発．日摂食嚥
   下リハ会誌，6 (1)：3〜8，2002.

第3章

フツーの歯科医院でできる！
訓練のコツ

口腔機能の低下を改善するために重要なのは，検査の先にある「訓練（トレーニング）」です．本章では，一般の歯科医院に来るような患者さんでも気軽に無理なく継続できる，特別な道具やスキルを必要としないシンプルなトレーニング方法をご紹介します．

1 検査結果から考える訓練の提案

　50歳以上の患者さんに検査を実施し，口腔機能低下症と診断された場合，次に訓練（トレーニング）を指導します．代表的な症状と各検査項目，それぞれに対応する訓練を以下にまとめました．検査と同様，**やみくもに指導するのではなく，その患者さんの症状と検査結果（基準値を下回っていた検査項目）に合った訓練を提案する**ことで，受け入れてもらいやすくなります（図3-1）．

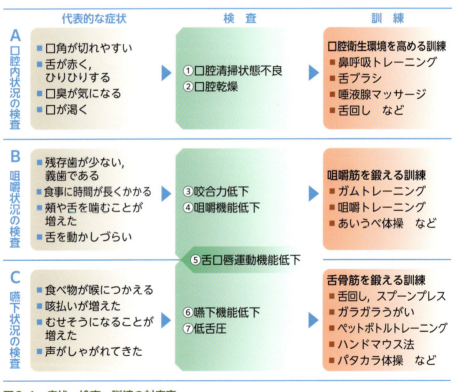

図3-1　症状・検査・訓練の対応表

　一般の歯科医院に来るような患者さんに，複雑な訓練や専用の道具を使う訓練を勧めても，ほとんどの場合継続してもらえません．また「訓練をやろう」という時間をわざわざつくってもらおうとすると，いずれ続かなくなってしまいます．**日々の生活のなかで，「何かの"ついで"にやる」くらいに考えてもらう**と，訓練を習慣にしていけると考えています．そのため本章では，当院での経験をもとに，できるだけ多くの患者さんに継続してもらえる訓練をご紹介します．

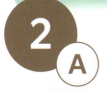

2-A 口腔内状況の検査で基準値を下回った患者さんに勧める訓練

口腔内状況の検査で基準値を下回る原因は……

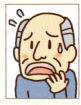 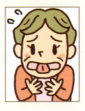

- 口呼吸（口腔乾燥）
- 唾液腺や舌の働きが悪くなる（唾液量の減少）
- 歯磨きがうまくできていない（全身の筋肉や認知力の衰え）
- 唾液が出にくくなる病気（シェーグレン症候群，自律神経失調症など）

こんな患者さんには……

> 乾燥などによってお口の中の衛生状態が悪い状態です．このままではおいしく食べられなくなってしまう可能性があるため，唾液を出させて，お口を乾燥から守るトレーニングをしてみましょう！

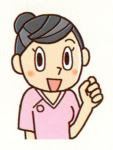

鼻呼吸トレーニング

　唇を閉じて，上下の歯を少し離し，鼻から息を吸って，鼻から息を吐くことを5回繰り返します（図3-2）．主に寝る前に行うことで，いびき防止の効果も期待できます．テレビや本を読む前などにも行うと，意識付けしやすいです．

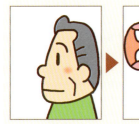 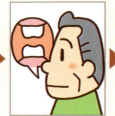 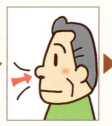 

①唇を閉じる．　②上下の歯を少し離す．　③鼻から息を吸う．　④鼻から息を吐く．

図3-2　鼻呼吸トレーニング

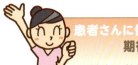

患者さんに伝えたい！期待できる効果

・口腔内の乾燥を防ぎ，細菌を減らすことができます．
・舌苔の付着を防ぐことができます．
・鼻で深い呼吸をすることで呼吸筋を鍛え，食べ物が気管に入ってしまったときにしっかり排出できるようになります．
・リラックス効果があります．
・いびきを防止することができます．

唾液腺マッサージ

　口腔乾燥の改善や，口腔内の自浄作用の促進として，最も大事なのは唾液を分泌させることです．

　食前・食後にしっかり唾液腺マッサージ（図3-3）をし，唾液を分泌させましょう．レモンや梅干しなどの酸っぱい物を想像しながらマッサージをすると，さらに効果的です．唾液はう蝕や歯周病から歯を守り，消化酵素や抗菌作用で消化器の負担を助けてくれます．唾液腺マッサージによって歯の表面のpHを中和してから歯磨きをすると，歯ブラシによる摩耗を抑制することもできます．

※唾液分泌を抑制する副作用がある薬を服用している場合は，訓練の指導と併せて内科の主治医に相談することもあります．

耳下腺マッサージ　　　　顎下腺マッサージ　　　　舌下腺マッサージ

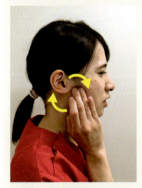 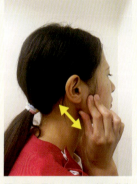 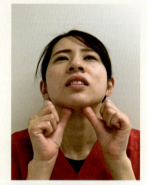

耳たぶの前方に指をあて，円を描くように回す．

顎の下の骨をつかんで離す動作を，前後に動かしながら5回行う．

下顎から舌を押し上げるように，両手の親指でグーッと押す．

図3-3　唾液腺マッサージ

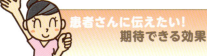

患者さんに伝えたい！期待できる効果

- 唾液が出ることで，食べ物を口の中で潰したり丸めたりしやすくなります．
- 食べ物を喉に運びやすくなります．
- 舌を動かしやすくなり，食べ物がよく味わえるようになります．
- 口腔内の自浄作用が高まり，むし歯や口臭を予防できます．

舌回し

　口唇を閉じたまま，まず上唇小帯に舌の先端を合わせます．そこから右頬→下唇小帯→左頬と舌先を円を描くように移動させます（**図3-4**）．このとき，なるべくゆっくり，大きく舌を回してもらいます．

　連続して10回舌を回したら，今度は逆回りに10回回します．これを1日3セットを目安に行ってもらいます．

上唇小帯　　　　　　　右頬　　　　　　　左頬

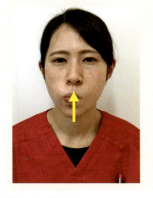 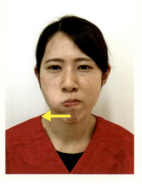 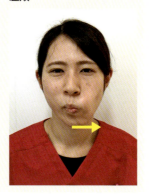

図3-4　舌回し

患者さんに伝えたい！期待できる効果

- 唾液が出やすくなります．
- 舌を動かす筋肉を鍛えることで，口の中で食べ物をひとまとまりにできます．
- 舌や頬を噛みにくくなります．
- ほうれい線が薄くなります．
- 舌の筋肉が強化され，誤嚥を防ぐことができます．

2 B 咀嚼状況の検査で基準値を下回った患者さんに勧める訓練

※患者さんの咀嚼機能が落ちている原因として歯の治療が不十分な場合（偏咀嚼や咬合接触面積が少ない場合）は，う蝕や歯周病の治療，義歯の調整などを最優先して行います．

咀嚼状況の検査で基準値を下回る原因は……

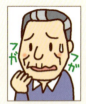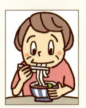

- 口の周りの筋肉の衰え
- 軟かいものばかり食べている
- あまり噛まずに飲み込んでしまう

こんな患者さんには……

噛めているつもりでも，実際はしっかり細かく噛みきれないまま食べている可能性が高いです．このままだと喉に食べ物が詰まってしまったり，噛む力が弱って好きなものが食べられなくなったりしてしまう可能性があるので，噛むための筋肉を強化するトレーニングをしてみましょう！

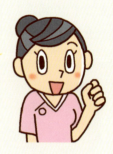

ガムトレーニング・咀嚼トレーニング

　ガムトレーニングでは，左右で均等にガムを噛んで，噛む力を鍛えます．義歯で噛めるガムもあります．偏咀嚼がある場合は，噛むのが不得意な方でガムを噛んでもらい，左右の筋肉のバランスを整えます．

　咀嚼トレーニングでは，普段の食事で左右で15回ずつ噛んでから飲み込むように意識してもらいます．また，こんにゃくなど歯ごたえのある物を積極的に食べてもらうようにします．このとき，口唇をしっかり閉じることも意識してもらうと，口輪筋も強化され，食べこぼしの防止につながります．

　なお，「嚥下状況の検査」でも基準値を下回った患者さんの場合，ガムトレーニングを応用して嚥下機能もみることができます．噛んだガムを口の中で丸め

て，舌尖で口蓋皺襞部（スポットポジション）に押しつけ，その状態のまま3回唾液を嚥下してもらいます．嚥下機能が正常であれば，舌尖の動きによってガムが咽頭側に伸びます（**図3-5-①②**）．ガムを伸ばすことができない場合は，舌尖を口蓋の前後に5〜10回程度動かす練習をし，嚥下機能の訓練につなげます（**図3-5-③，p.55〜参照**）．

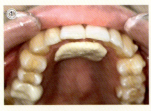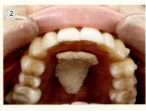

ガムを丸めて舌尖で口蓋皺襞部に押しつけ，3回の唾液嚥下でガムが②の形になれば正常．

②の形にならない場合は，矢印の方向に舌尖を5〜10回動かす．

図3-5 ガムトレーニングの応用

> **患者さんに伝えたい！ 期待できる効果**
> ・ガムを口の中で舌を使って左右に運ぶことで，舌の筋肉が強化され，食べ物をスムーズに丸めたり飲み込んだりすることができるようになります．
> ・咀嚼筋を鍛えることで，食べ物を細かく噛み砕けるようになり，喉に詰まるリスクを軽減できます．

あいうべ体操

　口を大きく動かして「あー」「いー」「うー」と発音した後，最後に「べー」と舌を下方に突き出します（**図3-6**）．これを1セットとして，1日30セットを目安に行います．

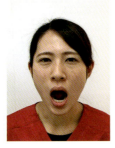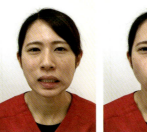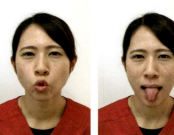

図3-6 あいうべ体操

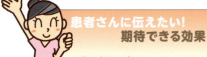
患者さんに伝えたい！
期待できる効果

・舌や頬を噛みにくくなります．

・滑舌がよくなります．

・口呼吸が改善されます（舌の位置が低いと，自然と口が開いて口呼吸になります）．

・ほうれい線が薄くなります．

・血行が促進され，顔のむくみが解消されます．

・舌を前に出すことで，いびきの防止につながります（舌が喉のほうに下がっていると，いびきをかくようになります）．

※あいうべ体操は咀嚼機能だけでなく嚥下機能の向上にも有用です．万能で，誰でも簡単にできるので勧めやすいのですが，人によっては簡単すぎて嫌がられてしまう場合もあるため，注意しましょう．

2 C 嚥下状況の検査で基準値を下回った患者さんに勧める訓練

※「飲み込みにくい」と訴える原因が食形態にある場合は，誤嚥しやすい食品を避け，食べやすい食品に変えるアドバイスも必要です．

嚥下状況の検査で基準値を下回る原因は……

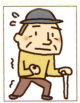
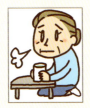

- 加齢による変化（筋肉の衰え）
- 脳梗塞やパーキンソン病などの全身疾患
- 心理的な問題（食欲不振などによる嚥下困難）
- 独居であまり会話がない

こんな患者さんには……

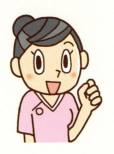

喉や舌など，食べるために必要な筋肉の衰えが考えられます．このままだと肺の中に食べ物が入ってしまう"誤嚥"を起こす可能性があるので，トレーニングをしてみましょう！

舌回し

舌を大きく回すことで，唾液分泌量が増えるだけでなく，嚥下運動に重要な舌骨筋群や喉頭蓋を鍛えることもできます（詳細はp.51参照）．

スプーンプレス

嚥下時に使う舌根の筋力と，舌を挙げて食物を押し潰す際に使う舌尖の筋力を，スプーンを用いて鍛えるトレーニングです．舌根を鍛える場合，スプーンの凸面を舌背の中央にしっかりと当て，200〜300g程度の力で舌と押し合わせます．舌尖を鍛える場合は，スプーンの凹面に舌尖を当て，舌根を鍛える場合と同様にスプーンと舌で押し合わせます．

家にあるスプーン1本で舌の細部の筋力を鍛えられるため，比較的勧めやすいトレーニングの1つです．低位舌で舌を前方や口蓋まで伸ばせない方にもお勧めしています（図3-7）．

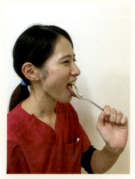

舌根を鍛える場合：スプーンの凸面と舌背で押し合う．

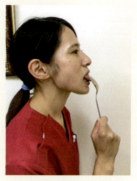

舌尖を鍛える場合：スプーンの凹面と舌尖で押し合う．

図3-7　スプーンプレス

患者さんに伝えたい！期待できる効果
・舌で食べ物を押し潰したり丸めたりすることで，よく味わって食べられるようになります．
・飲み込みがスムーズになるため，むせにくくなります．
・滑舌がよくなります．

舌ブラシを使ったトレーニング

　特に舌圧が弱かった患者さんで，「口腔衛生状態不良の検査」でも基準値を下回った方には，舌苔の清掃も兼ねて舌ブラシの使用を勧めます．まずは舌の奥のほうから汚れを手前にかき集めるように，中央部→右端部→左端部とやさしく3ストロークずつ汚れを拭き取るよう指導します．

　そして舌ブラシを使った後に，そのまま舌に200～300g程度の負荷をかけて，5～10秒静止してもらいます（図3-8）．まずは歯科衛生士が練習して，患者さんに圧感覚を伝えましょう．

第3章　フツーの歯科医院でできる！　訓練のコツ

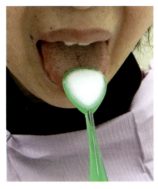

図3-8　舌ブラシで舌に圧をかけている様子

患者さんに伝えたい！期待できる効果

・舌の筋肉が鍛えられ，舌で食べ物をしっかり押し潰すことができるようになります．
・舌や頬を噛みにくくなります．
・誤嚥性肺炎の予防につながります．

ガラガラうがい

　ブクブクうがいだけでなく，ガラガラうがいを行うことで，喉の筋肉を鍛える練習にもなります．上を向いて5～15秒程度ガラガラうがいをし，さらに水を溜めたまま鼻呼吸を3回行います（**図3-9**）．

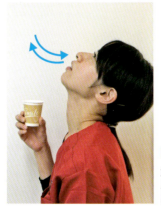

図3-9　ガラガラうがい
筋力が弱っているうちは，口を閉じたまま鼻呼吸させる．鍛えられてきたら，口を半開きにしたまま鼻呼吸させるようにする．

57

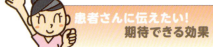

- 咽頭の筋肉が鍛えられ，誤嚥の防止につながります．
- 歯科治療中に，口の中に水を溜められるようになります．
- 舌の付け根まで清掃でき，細菌の繁殖を防ぐことができます．

ペットボトルトレーニング

　ペットボトルトレーニングは，口唇をしっかり閉じながら深い呼吸をすることで，頰筋をはじめとする表情筋や，舌，咽頭などの幅広い筋力を強化し，肺活量も増やすことが期待できるトレーニングです．

　空のペットボトル（2L）を吸ってへこませて，吹いて膨らませる，を3回繰り返します（図3-10）．肺活量を増やし，喉に詰まったものを吐き出せる力をつけます．4回以上行うとペットボトル内に呼気が充満し，苦しくなってしまうためご注意ください．

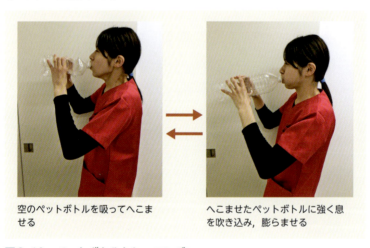

空のペットボトルを吸ってへこませる

へこませたペットボトルに強く息を吹き込み，膨らませる

図3-10　ペットボトルトレーニング

第3章 フツーの歯科医院でできる！ 訓練のコツ

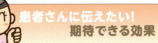

患者さんに伝えたい！
期待できる効果

・しっかり口唇を閉じてペットボトルをくわえることで，口輪筋を強化できます．
・肺活量が増え，酸素を体内にたくさん取り込んで血液を循環させやすくなります．
・頰をよく噛んでしまう人は，頰を噛みにくくなります．

ハンドマウス法（ペットボトルトレーニングの代用法）

　ペットボトルトレーニングは大変有用なトレーニングですが，適したペットボトルが身近にない場合や，「音がバリバリとうるさい」と家族に言われるなどの理由で，家では続けられないという声も聞きます．
　そこで，ペットボトルを使わなくても頰筋を鍛えて，深い呼吸で肺活量を増やす方法として，両手を握って息を吹き込むハンドマウス法を考案しました．

❶ 右手か左手のどちらかで握りこぶしをつくります．もう片手を開いて握りこぶしの下に置き，下から包み込むように重ね，握りこぶしの力を少しゆるめて真ん中に狭い空洞をつくります．このとき，もう片手では握りこぶしの底の穴や指の間をしっかりふさぎ，握りこぶしから空気が漏れないようにするのがポイントです（図3-11-①）．

❷ こぶしの空洞に向かって，口唇をすぼませながらしっかりと押し当てます．ペットボトルトレーニングと同じように，握りこぶしの狭い空洞から空気を深く吸い込み，吸い込んだ空気を空洞に向かって，思い切りフーッと吐き出します．頰に空気が入って膨らんだり縮んだりしているかを確認しながら行います（図3-11-②③）．ペットボトルを用いるよりも苦しくならないので，10回くらい繰り返して行ってもらうとよいでしょう．

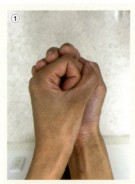 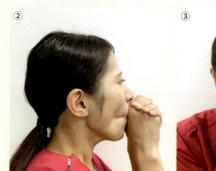 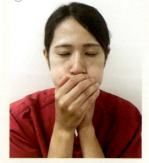

① 握りこぶしの下にもう片手を重ねて穴をふさぎ，握りこぶしの力をゆるめて真ん中に狭い空洞をつくる．

②③ 握りこぶしの空洞から空気を深く吸い込んで吐く動作を繰り返す．このとき，空気の出入りによって頬が動いていることを確認しながら行う．

図3-11 ハンドマウス法

パタカラ体操

「パ」「タ」「カ」「ラ」を10回ずつ連呼します（図3-12）．1日3セット行います．

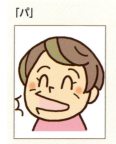 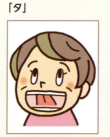 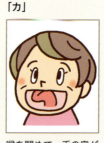 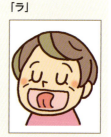

「パ」唇をしっかり閉じてから，唇をはじくように．

「タ」舌の先を上顎にしっかりつけて．

「カ」喉を閉めて，舌の奥が上顎に近づくように．

「ラ」舌をしっかり巻くようにして．

図3-12 パタカラ体操

> **患者さんに伝えたい！ 期待できる効果**
> - 「パ」は唇で吸い込んだりすすったりするのが上手になり，食べこぼしも減ります．
> - 「タ」は食べ物を口の中で押しつぶしやすくなります．
> - 「カ」は飲み込みがスムーズになります．
> - 「ラ」は食べ物を口の中で丸めるのが上手になります．

カラオケ

　特に高音域の発声は，声帯周囲の筋肉を活性化させます．声帯は喉頭蓋の下に位置している筋肉なので，嚥下する際の喉頭蓋の開閉に大きく関与しています．

> **患者さんに伝えたい！ 期待できる効果**
> - 食べ物が肺に間違って入るのを防ぐために，肺の入り口に蓋があるのですが，食べ物を飲み込んだときにこの蓋がスムーズに閉じるようになり，誤嚥防止につながります．
> - 誤嚥してしまった際に，異物を吐き出しやすくなります．
> - 表情筋が鍛えられ，若々しくなります．
> - ウイルスを退治するための免疫力がアップします．

> **臨床 ココだけの話**

　実際には症例や検査結果に合った訓練を勧めても，説明後 2～4 回くらいは，ほとんどの患者さんから「忘れた」とか「いまのところ問題ないからやっていない」と言われてしまいます．ここからが，本当の指導・管理の始まりです．ブラッシング指導でも，口では「毎日頑張ります」とか言っていても，すぐに習慣づく人はいませんよね．口腔機能低下症の訓練も，来院のたびに確認と再指導，再モチベーションを繰り返します．

　そのときに大事なのは，いかに自分の将来をイメージさせられるかです．例えば，身近に誤嚥性肺炎で亡くなった人はいないか？　次に，自分より高齢な人と食事をしたときに咳払いをしていないかなどを観察してもらいます．その後，患者さん自身も咳払いなどを起こしていないか，気にしてもらいます．咳払いが出るのは，肺に異物が混入しそうになったときであることをイメージさせます．つまり，咳払いをするたびに誤嚥しそうになっており，このままだといずれ誤嚥性肺炎を引き起こす可能性があることを伝えます．

　患者さんは「口の問題で死ぬことはない」と思っているので，私たち歯科医療者の言葉は軽くみられてしまいがちですが，誤嚥性肺炎などは死に直結しますので，少し真剣に耳を傾けてくれるようになります．

第4章

スムーズな検査と訓練のために
おさえておきたい
患者さんの"サイン"

ここまで大まかな症状に合わせて検査と訓練のコツをご紹介しましたが，実際は目で見てわかりやすい症状ばかりではありません．スムーズに口腔機能低下症に取り組むためには，日頃から患者さんと交わす会話や患者さんの言動から，口腔機能低下症のサインに気づくことが大切です．本章では，一般の歯科医院で気づける患者さんのサインをご紹介します．

1 知っておきたい3つのポイント

これまでも述べたように，口腔機能低下症に取り組む際，手当たり次第に患者さんに検査を勧めてもうまくいきません．スムーズに検査を受け入れていただき，その後も訓練を続けてもらうためには，まずは患者さんの症状をみることが大事です．

しかし，前章までに代表的な症状をご紹介しましたが，**いつでも目で見てわかりやすい口腔の症状があるとは限りませんし，患者さんに自覚がない場合も多くあります**．そこで本章では，治療やメインテナンスで気づける症状をはじめ，一見関係なさそうでも実は重要な所見など，**おさえておきたい患者さんの"サイン"**をさらに詳しくご紹介します．

まずは患者さんのサインを見る前に，知っておくべき3つのポイントをご紹介します．

ポイント①　「歯科疾患」と「口腔機能」はつながっている

歯科医院に来院される患者さんは，年齢や生活環境，社会的な立場などさまざまです．しかし，皆さん歯周病やう蝕をはじめとする何らかの歯科疾患を抱えており，私たち歯科医療者は，その口腔内の状況が改善するよう処置を行います．

けれども患者さんが高齢者の場合，一度口腔内を安定した状態にしても，それを維持し続けるのは容易ではありません．例えば高齢の患者さんで，以前はよく磨けていたのに最近根面う蝕が多発し，「毎日一生懸命歯を磨いて，歯医者さんでも定期的にみてもらっているのに，どうして悪くなっちゃうの？」と言われたことはありませんか？　年齢を重ねると次第に口腔内にも変化が現れ，何らかの問題がまた発生する．しかもいったん問題が発生すると，進行のスピードが早く，さらに口腔内全体の悪化につながっていくという悪循環を多く経験します．歯科疾患の治療やメインテナンスを通して患者さんとの信頼関係が確立し，「患者さんにいつまでも健康でいてもらいたい」という思いや責任感が出ます．しかし，患者さんにいくらプロケアを行ったとしても，歯周病やう蝕を繰り返してしまうと「もう老化現象だから仕方ないかな……」「できる限りのプロケアを行う，それが診療室でできる私たちの精いっぱい」と，診療

第4章 スムーズな検査と訓練のためにおさえておきたい患者さんの"サイン"

室でできることを自分で線引きしてしまっていました（図4-1）.

しかし実は，**高齢者における歯科疾患の悪化は，口腔機能の衰えととても密接な関係がある**のです．口腔機能も併せてみていかないと，歯科疾患の改善や，治療後の健康な状態の維持は困難であるということに気がつきました．例えば，根面う蝕を繰り返す高齢の患者さんの多くは，口腔機能低下症の検査項目の1つである口腔乾燥も認められます．そしてそのような患者さんは，次第にスケーリング中に喉に水を溜めておけず，むせるようになっていきます．

根面う蝕の患者さんであれば，仕上げにフッ化物を塗布してプロケアでフォローする，水でむせた患者さんであれば，ユニットの角度を起こしてむせにくいようにするといったように，目の前で起きた問題にまず対応することはもちろん大切です．ですが，同時に

> 「根面う蝕と口腔乾燥，むせることはどう関係するんだろう？」
> 「口腔乾燥の原因はなんだろう？　いつからこうなってきたかな？」
> 「むせてしまうのはなぜ？　水を溜めていられない原因は？」

といったように，起きている問題の原因にぜひ目を向けてみてください．それらは必ずすべて関連しており，さらに「口腔乾燥」や「むせ」のように口腔機能の低下とも深く関わっています．

特に，その患者さんをメインテナンスで長く担当している歯科衛生士なら，何か患者さんに変化があれば，すぐに気がつくことができるはずです．そのときに，その変化の原因はどこからきているのか？　う蝕や歯周病へのプロケアだけがその患者さんを管理していくことなのか？と，疑問をもって患者さんをみてください．私たちが患者さんにできることを，今行っているプロケアだけ

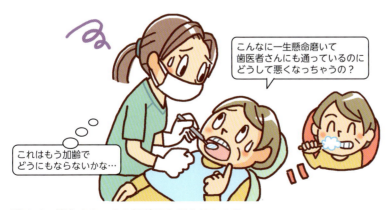

図4-1　皆さんもこんな経験はありませんか？

65

ではなく，口腔機能の管理へと範囲を広げて考えてみましょう．

ポイント②　「口腔機能」は全身ともつながっている

　老化による機能の低下は，口腔だけではなく全身に起こります．先述したように，患者さんの歯科的な訴えに応えるために，私たちは治療やメインテナンスを行います．そこで来院時に行う問診とともに，患者さんの容姿や言動，生活環境，そして全身疾患などにも目を向けてみると，口腔以外にも気になることがみえてくるかもしれません．例えば，以下のような患者さんはどうでしょう？

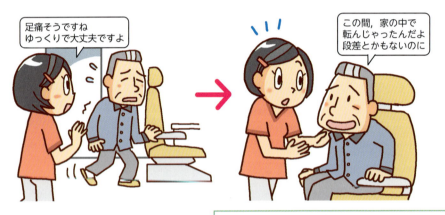

さて，ここから何が考えられるでしょう？

　イラストは実際にいた患者さんの例です．この後口腔内を見ると，頰粘膜と歯の間に食物残渣があり，口腔衛生状態は著しく不良でした．また口腔機能低下症の検査の結果，舌圧や嚥下機能も低下していることがわかりました．「段差もないところで転んでしまった」という患者さんの話から，身体の筋肉が衰えている可能性が考えられます．**手先の筋肉が衰えてうまく動かせなくなると，ブラッシングスキルが下がって口腔衛生状態は悪化しますし，身体の筋肉が衰えているなら舌や喉の筋肉も同時に衰えていると考えるのが自然です**．さらに，患者さんが副作用で口腔乾燥が生じるような全身疾患の薬を飲んでいれば，食事がうまくとれなくなり，こうした口腔機能の低下から低栄養にもつながります．

　最近では歯周病などの歯科疾患と全身疾患のつながりもたくさん明らかに

第4章　スムーズな検査と訓練のためにおさえておきたい患者さんの"サイン"

なってきていますが，このように，口腔機能の低下も全身状態の衰えと深く結びついています．私たちは患者さんの口の健康（健口）を通して身体の健康をも導いていけるよう，日々患者さんに携わっているのです．

ポイント③　でも「高齢者＝全員問題あり」ではない！

　誰でも加齢による機能の低下は起こります．免疫力が低下して病気に罹りやすくなり，運動能力や判断能力なども衰えてきます．ですが，**すべての人が同じように衰えていくわけではありません**．同じ全身疾患の既往があっても，疾患の程度によって身体に及ぶ影響や後遺症などは変わってきます．同じ年齢の人でも，いつも身なりにも気を遣い社交的で前向きな方と，家にいることが多く人と話す機会が少ない方とでは，容姿や身なりが驚くほど違っていたりします．そして，これは口腔機能も同じです．

　口腔機能をみるとき，まずは年齢や病名だけに捉われないように，個々の患者さんの状態を考えるようにしましょう．「高齢者はみんな同じ」と一括りに考えるのではなく，患者さんごとに「この人はどのような人かな」と考えることが大切です．その際，ポイントを「加齢」「疾患」「廃用」の3つに絞るとわかりやすくなります（**表4-1，図4-2**）．どれも高齢者の機能の低下に関わる要素で，問診から得た情報をはじめ，全身的な状態や容姿や言動，生活環境などと併せて，この3つのバランスをみることが大切です．

表4-1　高齢者一人ひとりをみるための3つのポイント[1]

①加齢	年齢
②疾患	生活機能や生体機能に大きな影響を与えるような全身疾患があるか
③廃用※	身体を動かしているかどうか

※廃用……身体を使わないこと，活動しないことによって，筋肉や体力をはじめ，認知や社会生活など，いろいろなものが弱ることを「廃用」といいます．

67

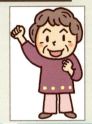

Kさん，女性

① 83歳 〈加齢リスクあり〉
② 全身疾患なし 〈疾患リスクなし〉
③ 性格が明るくポジティブで，体操教室や友人との外出も積極的に行う．食べることが好きで健康に気をつけており，月1回のメインテナンスを希望して欠かさない．趣味は読書で図書館にもよく出かける 〈廃用リスクなし〉

| 口腔機能 | 口腔乾燥が少しだけみられるが，今のところ口腔機能低下症までは至っていない．年齢のわりには疾患リスクと廃用リスクが低く，口腔機能も問題ない健康な例である． |

Tさん，男性

① 80歳 〈加齢リスクあり〉
② 心疾患，高血圧．服用薬あり 〈疾患リスクあり〉
③ 真面目な性格で，現役時代はいわゆる"エリート"．病気があっても，できることには積極的に取り組み，コントロールしていきたいという意識が高く，当院にも45分かけて歩いて来院している 〈廃用リスクなし〉

| 口腔機能 | 声は大きく発音もはっきりしているが，話しながらときどき痰が絡み，ガラガラうがいができずむせてしまう．残存歯が多くよく噛むことはできるので，患者さんの自覚は薄いが，口腔機能が低下している可能性がある． |

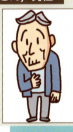

Iさん，男性

① 82歳 〈加齢リスクあり〉
② 高血圧，服用薬あり 〈疾患リスクあり〉
③ 奥様が亡くなり，独り身になってから高齢者施設に入居．以前は家事や買い物すべて行い，歯科医院にも電車で通院していたが，施設入居後はほとんど外出しなくなり，通院にもタクシーを使っている 〈廃用リスクあり！〉

| 口腔機能 | 唾液は多いが，口腔衛生状態が不良．食物残渣が前歯部以外のほとんどの部位に挟まり，舌も汚れている．治療中も口腔内に水を溜められずすぐにむせてしまう．加齢リスクと疾患リスクがあるうえ，廃用リスクも急速に高まっていることから，今後急激な口腔機能の低下が考えられる． |

図4-2　どの方も年齢は同じくらい，でも一人一人をみてみると……？
だれでも加齢により口腔機能は低下していくが，低下のスピードや質は個々に違う！

第4章　スムーズな検査と訓練のためにおさえておきたい患者さんの"サイン"

　一人ひとりの患者さんがどんな状態の人なのかを知ることで，口腔機能が低下しているかどうか，どの程度低下しているのか，今後どの程度低下するリスクがあるのかを察知し，予測することができます．

　そして，現時点でその患者さんの口腔機能が低下している場合，何が原因なのか，低下している症状によって今後何が起こっていくかも予測できるようになれば，口腔機能低下症の検査から改善するための訓練まで，スムーズに促していくことができるようになります．

　口腔機能低下症の検査と訓練をスムーズに行っていくために，まずは高齢者の特性を理解して患者さんに対応できるようになることが必要です．そのために，高齢者が罹りやすい疾患や，老化によりどんな変化が起こってくるかを知り，その患者さんを理解する"視点"を一口腔内からその人全体の状態へと広げていきましょう．

2 口腔機能低下症に関わる全身のサイン

　本項では口腔機能低下症が疑われる全身のサインをご紹介します．口腔機能が全身の状態とも密接につながっていることは先にご紹介しましたが，**患者さんの多くは口腔より全身のことのほうに関心をもっています**．まして高齢者であれば，ほとんどの方で何かしら全身的な問題を抱えています．

　そのため，いきなり口のことを聞いても，患者さん自身が口腔に関心がないため，だいたい「大丈夫」「特に問題ない」と言われてしまいます．しかし，**より患者さんが意識を向けやすい全身の状態から問いかける**ことで，患者さん自身の気づきにもなりますし，そこから自身の口腔に目を向けてもらうことで，口腔機能低下症の検査や訓練を促しやすくなります．

患者さんの変化：受付〜ユニットでの観察から

　メインテナンスの患者さんは長く医院に通われているわけですから，担当の歯科医師や歯科衛生士ならその方の普段の言動をよく知っていると思います．ですので，受付からユニットまでの患者さんの言動をよく観察することで，たとえ小さな変化であっても，その患者さんが**「今までできていたことができなくなってきた」**ことにすぐ気がつくはずです．

　特に，**図4-3**のような患者さんは，言動の変化と同時に口腔機能も低下している可能性が高いです．

全身疾患：問診から

　図4-3のような変化が出てきたとき，もちろん加齢の影響もありますが，何らかの全身疾患も原因として隠れていることがあります．疾患の種類や病状により影響の大きさも違ってくるため，その方がどのような状態なのかをよく把握して，個々に考える必要があります．

　まず高齢者に多い全身疾患は，歩行や身だしなみ，滑舌や咀嚼などの「生活機能」への影響が大きいものと，心臓や腎臓，肝臓などの「生体機能」への影響が大きいものとに分けて考えるとわかりやすいです（**表4-2**）．例えば認知症は「生活機能」への影響が大きい疾患ですが，初期段階ではブラッシングがう

第4章　スムーズな検査と訓練のためにおさえておきたい患者さんの"サイン"

①服装や身なりが最近乱れている

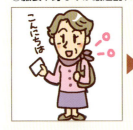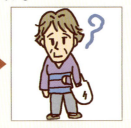

②忘れ物をするようになった（保険証や歯ブラシなど）

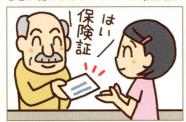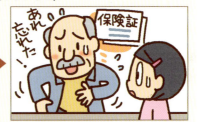

③予約を忘れて無断キャンセルしたり，勘違いして違う日に来たりするようになった

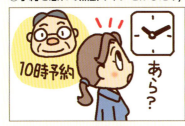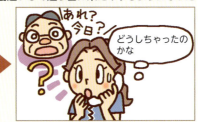

④言動や受け応えがあやしい

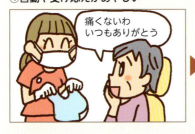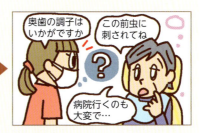

⑤決まった動作を要領よく行うことができず，時間がかかるようになってきた

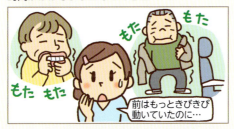

図4-3　患者さんの言動からわかる全身のサイン

表4-2　問診からわかる全身のサイン

①既往歴・現病歴	手術・入院の有無も確認
②全身疾患の種類	・生活機能への影響が大きい疾患 ・生体機能への影響が大きい疾患
③服用している薬の種類, 　量に変更がないか	お薬手帳を定期的に確認
④現在の体調	血圧・脈拍・酸素飽和度の測定
⑤その他	鼻炎や睡眠時無呼吸症候群などによる口呼吸, 喫煙の有無など

まくできなくなり, そこから口腔衛生状態が不良となって口腔機能が低下している可能性があります. 認知症だけでなく, 脳血管障害やパーキンソン病なども「生活機能に影響がある疾患」に分類され, これらがある場合は, 口腔機能にも影響が出やすいといえるでしょう (図4-4-①).

　一方, 高血圧や心疾患などの「生体機能」への影響が大きい疾患では, 服用薬による影響で口腔乾燥が生じることが多くあります. また, 疾患そのものの影響や服用薬によって全身の体調が変化し, ブラッシングどころではなくなるなどして口腔機能が低下してしまうこともあります (図4-4-②).

　このように, 何らかの**全身疾患を有する方はそれだけで口腔機能低下症である可能性が高い**ですが, 口腔機能が低下している原因が疾患そのものなのか, 服用薬の副作用なのか, 何が原因となっているかをよく観察するために, いろいろな情報をみていく必要があります. まずは来院時に, 既往歴と現病歴, 現在の体調と服用薬の確認を毎回行うようにしましょう. ちなみに当院では, 患者さんの状態を把握する一環として, 全身疾患を有する患者さんに対しては治療の内容に関わらず, 毎回の問診時に血圧測定も行っています.

　さらに, 同じ病気の既往があっても, 後遺症が残って行動が制限され, 通常の生活が難しくなっている方もいらっしゃれば, ほとんど生活に支障がないくらい回復して自由に動ける方もいます. それによって口腔機能が低下するリスクも変わってくるため, 例えば入院や手術をされた場合は, 術後どのくらいの時期かも把握するようにしています. まだ術後間もない場合は, リハビリの進み具合や薬によって身体の変化が起こりやすいからです.

　他にも, 喫煙習慣によって口腔乾燥が起こったり, 歯周病が重症化して歯を失ったりして, 口腔機能低下につながることもあります. 問診から口腔機能の低下のリスクをみつけて対応するためには, 私たち歯科医療者が全身疾患についても知ることが大切です.

①生活機能への影響が大きい疾患
→口腔機能の低下に直結しやすい！

②生体機能への影響が大きい疾患
→薬の副作用（口腔乾燥）・体調の変化に注意！

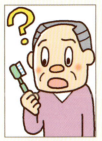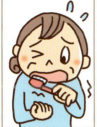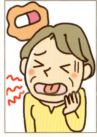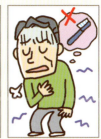

・脳血管障害
・パーキンソン病
・関節リウマチ
・認知症
・外傷（骨折など）

・高血圧
・糖尿病
・心疾患（不整脈や狭心症など）
・腎疾患（腎不全など）
・肝疾患（肝硬変など）
・呼吸器疾患（肺炎，COPDなど）

図4-4　高齢者の全身疾患の見方

生活背景：何気ない会話から

「一人暮らしであまり人と話さない」「家事の負担も少なく，買い物も頻繁には行かない」「外出する機会が少ない」「運動はほとんどしない」といった方は，筋肉を使わない・行動しないことで「廃用」になりやすくなっています．また，痩せたり栄養状態に問題があったりする場合も「廃用」のリスクが大きいです．廃用も口腔機能に深く関わるため，これらは口腔機能低下症の重要なサインと考えます．

このような患者さんをみつけるには，普段の会話のなかで表4-3のことを探るとよいでしょう．

表4-3　会話からみつかる生活背景のサイン

・一人暮らしをしている
・現在，仕事やアルバイトに就いていない
・ボランティア，地域の活動などに参加していない
・趣味や習い事をしていない
・家族や友人との外出の機会があまりない
・家事の負担が少ない
・普段の食事の内容（どんなものを食べているか）
　例）軟らかいものばかり食べている，よく噛まないと飲み込めないものは小さく切って食べている，たくあん，りんごなどの硬いものが食べにくい
・食べ物の好き嫌いがある

3　口腔機能低下症に関わる口腔のサイン

　いよいよ口腔のサインをみつけていきましょう．主な口腔のサインと原因，および生じる問題をご紹介します．

口腔衛生状態が悪くなってきた（▶口腔衛生状態不良の検査　p.18）

1) 主な口腔のサイン

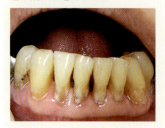
磨き残しが増えてきた

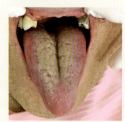
舌苔が増えた

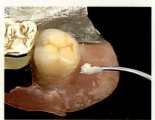
義歯に汚れが目立ってきた

2) 原因

　原因として，まずはブラッシング能力の低下があげられます．これに加えて，口腔機能が低下して食事をするときによく噛めていなかったり，舌をよく動かせていなかったりすると，口腔内の自浄作用が低下し，プラークや食物残渣が歯や粘膜，義歯の周囲に残りやすくなります．

　また，唾液量の低下や歯列の変化，歯の欠損，歯の形態の変化（咬耗，摩耗など），歯周病による歯間部歯肉の退縮や根面露出など，加齢に伴って起こる口腔内のさまざま変化によってもブラッシングは難しくなり，口腔衛生状態の悪化につながります．

3）生じる問題

　口腔衛生状態が悪くなると口腔内細菌が増加し，メインテナンスで安定していたはずの口腔内であっても，う蝕や歯周病が起こりやすくなります．歯間ブラシなどで歯間部のケアが習慣化されている患者さんのブラッシングスキルが落ちてくると，最初は舌側歯頸部から，徐々に頰側，最後は歯間部にも磨き残しが見られるようになることが多くあります．このような磨き残しが出始めると，ブラッシングスキルの改善より磨き残しの量のほうが速いスピードで増えていくことも実感します．

　同時に，患者さん自身は磨き残しに気がついていないという問題があります．患者さんの多くは今までと何も変わりなく，しっかりセルフケアができていると思っているように感じます．特に，普段から時間をかけてていねいにセルフケアをする習慣を身につけている方ほど，「磨けているのも当たり前の状態」という思い込みがあるものです．口腔衛生状態が悪くなっていることをまず理解してもらえないと，患者さんは柔軟に行動に移すことができません．これによって口腔内はさらに悪化し，機能も低下していってしまいます．

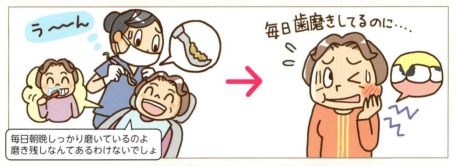

メインテナンスに通い，セルフケアの習慣が身についていても，う蝕や歯周病になってしまう．

口腔乾燥がある（▶口腔乾燥の検査　p.21）

1) 主な口腔のサイン

舌が乾いている
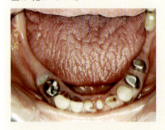

下顎前歯部にう蝕が発生している
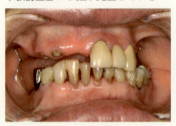

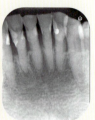

粘膜がミラーにくっつく
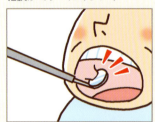

口腔内に溜まる唾液が減った
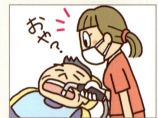

口呼吸がある
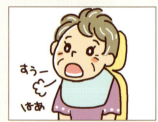

口唇や口角がひび割れている
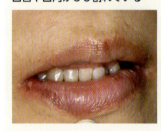

前歯部唇側面にざらざらしたプラーク
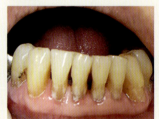

歯肉が乾いて発赤している
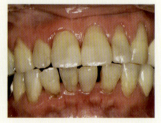

2) 原因

　口腔乾燥の原因は加齢による唾液量の低下や，口呼吸，糖尿病やシェーグレン症候群，薬の副作用，精神的要因などいろいろあります．それぞれの原因によって乾燥の状態や，口腔内に現れる症状は異なってきます．

　例えば加齢が原因の場合は，徐々に唾液量が減る傾向にありますが，疾患や薬の副作用が原因だと，口腔内が急激にカラカラと乾燥し，潤いがなくなります．舌も乾いて赤くなり，ひどくなるとひび割れのような状態になることもあ

ります．口腔衛生状態の悪化に伴って，舌苔の付着や汚れが目立つようにもなります．

また口呼吸が原因だと，口唇も乾いてカサカサしていたり，口角が切れてただれていたりします．前歯部唇側面や上顎口蓋側にざらざらとしたプラークが残り，乾いた歯肉に発赤がみられることもあります．

他にも，咀嚼機能が低下し，食事時にあまり噛まなくなることで唾液量が低下していることもあります．

3）生じる問題

口腔乾燥が起こると自浄作用が低下し，う蝕リスクが高まります．特に，加齢や歯周病の進行が原因で露出している根面にう蝕が多発しやすくなります．

義歯を使用している方や補綴治療を受けている方で，口腔乾燥があると，舌を動かしたときにクラスプや補綴物の角などに当たってヒリヒリした痛みを感じ，舌を動かして食べ物を潰したり丸めたりすることが上手にできず，舌の動きがますます悪くなることがあります．さらに唾液が少ないので食べ物を喉まで運びにくく，飲み込みにくくなったりします．

つまり，口腔乾燥があると，う蝕などの歯科疾患が生じるだけでなく，咀嚼機能や嚥下機能といった他の口腔機能の低下も起きやすくなり，そこからさらに口腔乾燥も悪化するという悪循環につながります．そのため，口腔乾燥は特に要注意の症状です．

口腔乾燥があると……

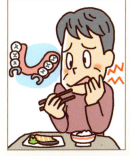
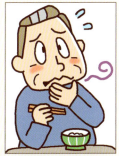

う蝕リスクだけでなく，義歯による痛みやうまく食べられなくなることにより，咀嚼機能や嚥下機能も低下してしまう．

咀嚼機能が落ちてきた（▶咬合力低下の検査　p.27，咀嚼機能低下の検査　p.29）

1) 主な口腔のサイン

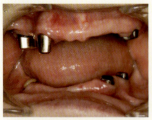
残存歯が少ない

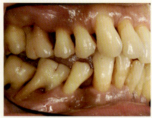
動揺歯が多い

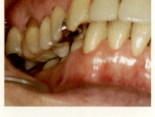
不正咬合/咬合接触が悪い

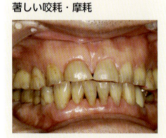
著しい咬耗・摩耗

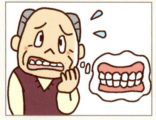
義歯が不安定

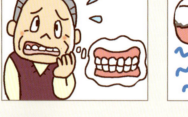
義歯が汚れやすい

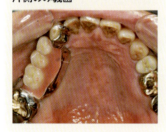
片側のみ義歯

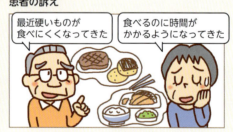
患者の訴え

2) 原因

　噛むために必要な筋力は，まず加齢に伴って衰えていきます．そこに歯周病などの歯科疾患によって歯の動揺や欠損が生じると，食べ物を細かく噛み砕くことが難しくなります．さらに義歯が合わなかったりすると，しっかり噛めなくなることで，咬合力や咀嚼機能が衰えていきます．
　また，歯が喪失したり，不正咬合によって上下の咬合接触が悪くなったり，ブラキシズムなどによる過度の力で咬耗・摩耗が進行して咬頭が平らになった

りすると，上下の臼歯部で食べ物を噛んで"すり潰す"ことが難しくなり，咀嚼効率が低下します．特にブラキシズムや食いしばりがある患者さんは，咬合力は強いため，一見口腔機能は悪くないように思われますが，咀嚼効率が落ちていることも多いため，要注意です（そもそもブラキシズムや食いしばりは歯の喪失の大きなリスク！）．

3）生じる問題

　咬合力や咀嚼効率が低下すると，噛みづらさから自然と軟らかい食べ物を選んで食べるようになります．軟らかい食べ物はあまり咀嚼せずに食べられるため，舌の動きが悪くなったり，そのまま飲み込もうとして誤嚥につながることもあります．また，大きめの肉や葉物野菜などの咀嚼しづらい食べ物だと，食事に時間がかかるようになります．

　特に義歯の患者さんの場合は，天然歯よりも力を入れて噛むことができなくなるため，軟食傾向となり，咀嚼機能が衰えていきやすいため要注意です．

咀嚼機能が落ちると……

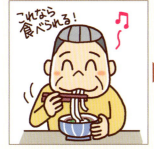 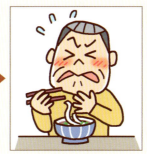 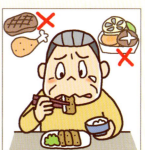

舌の動きが悪くなって誤嚥につながったり，食事に時間がかかったり，食べられる物が減ったりして，さらに咀嚼機能が落ちてしまう．

嚥下機能が落ちてきた（▶嚥下機能低下の検査　p.39）

1)主な口腔のサイン

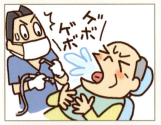
水を口腔内に溜められない

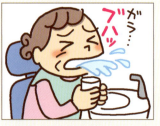

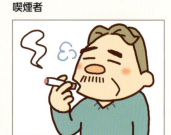
喫煙者

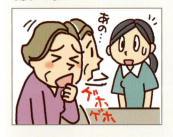
咳払いが多い

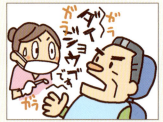
ガラガラ声/声がかすれて小さい

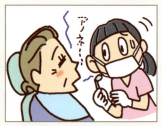

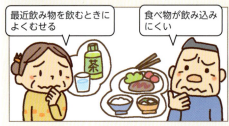
患者の訴え
最近飲み物を飲むときによくむせる
食べ物が飲み込みにくい

2)原因

　加齢に伴い，飲み込むために必要な筋力も衰えていきます．咽頭の筋力低下によって鼻腔内に食べ物が入ってしまったり，気道と食道とを切り替える喉頭蓋がうまく作動しなかったりすると，嚥下障害を起こします．さらに，脳血管障害の後遺症やパーキンソン病などによっても嚥下機能障害は生じます．

3）生じる問題

むせや喀痰は通常，気道に異物が入ったときに，それを追い出すときに出るものです．しかし嚥下機能が低下していると，食べ物の飲み込みや，むせや喀痰による異物排除などがうまくできず，誤嚥しやすくなり，誤嚥性肺炎を引き起こすことがあります．また，そのまま嚥下障害が進行すると，誤嚥した際に吐き出せなくなるため，窒息のリスクとなります．

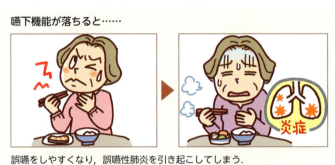

誤嚥をしやすくなり，誤嚥性肺炎を引き起こしてしまう．

舌や口唇をうまく動かせなくなってきた
（▶舌口唇運動機能低下の検査　p.37，低舌圧の検査　p.43）

1）主な口腔のサイン

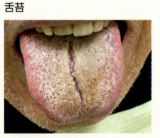

舌や頬をよく噛んでしまう

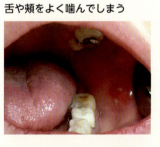

舌苔

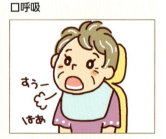

口呼吸

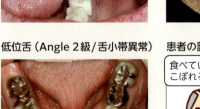

低位舌（Angle 2級/舌小帯異常）

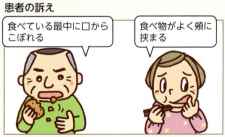

患者の訴え
- 食べている最中に口からこぼれる
- 食べ物がよく頬に挟まる

2）原因

　加齢による口腔周囲筋の衰えもありますが，咀嚼機能や嚥下機能の低下によって大きめのものや硬いものが食べにくくなると，一口大が小さいものや，軟らかい食べ物を好んで食べるようになります．すると「上下の歯で噛む」という動作の他に，口唇を閉じる動作や，舌で食べ物を潰したり丸めたりする動作が減少し，口唇や舌の筋力が低下して，舌圧も弱まってきます．なかでも低位舌という状態の患者さんは元々舌圧が弱いことが多く，舌の動きもよくないため，滑舌が悪くなったりします．

　さらに，生活環境や性格にもよりますが，社会的に人との接触や会話が減っていくことも，「口を動かさなくなる」という点で，舌や口唇の筋力が低下する要因になると考えられます．

3）生じる問題

　特に食べ物を嚥下する際，舌を口蓋に押し付けることで食べ物を咽頭へと送り込む役割があります．そのため，舌の筋力が弱まると，軟口蓋や咽頭に食べ物が残り，嚥下障害につながってしまいます．舌を使って食べ物をまとめる動作がうまくできないと，味わって食べることもできなくなります．

　口腔周囲筋が衰えてくると，舌や頰を噛みやすくなったり，滑舌が悪くなったりもします．さらにここに口腔乾燥などが加わって，唾液による自浄作用が低下すると，舌苔の付着量が多くなり，口腔内の環境の悪化にもつながります．

舌や口唇をうまく動かせなくなると……

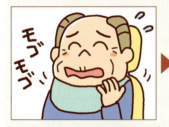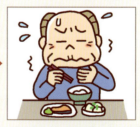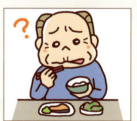

舌で食べ物をうまく口の中でまとめたり，喉に送ったりできず，食べ物が喉に詰まりやすくなる．口腔乾燥も加わると，さらに舌が動かせず，味がよくわからなくなる．

参考文献
1）戸原　玄編著：月刊「デンタルハイジーン」別冊　どうして？　どうする？　診療室からはじまる高齢者歯科．医歯薬出版，2020．

第5章

口腔機能低下症への
取り組みの実際

患者さんの口腔機能低下症のサインに気づいたら，検査と訓練（トレーニング）指導を行います．患者さんのサインに合わせて検査を促すことができれば，そこから先のトレーニングもスムーズに行えます．本章では，早い段階で患者さんのサインをみつけてトレーニングを継続したことで，低下や悪化しかけていた口腔機能を改善することができた事例をご紹介します．「いつまでもおいしく食事がしたい」という患者さんの願いに応えるための参考にしてください．

1 口腔機能低下症のサインをみつけたら
～検査と訓練を導入するコツ

　本章では，気づいたサインを患者さんにどのように伝えて口腔機能低下症の検査を提案し，訓練につなげるかをご紹介していきます．

口腔機能低下と全身の異常のつながりを知ってもらう

　前章でも述べたように，高齢の患者さんの多くは，口腔のことよりも全身の不調や変化のほうが気になるものです．そして口腔機能低下症には全身的な要因も大きく関わっていますので，口腔機能低下のサインをみつけたときに「身体全体の異常とつながっていること」をまず説明できれば，口腔機能低下症の検査を受け入れてもらえるチャンスになると思います（図5-1）．

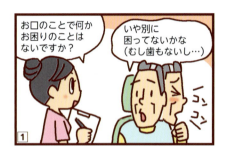
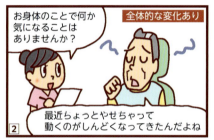
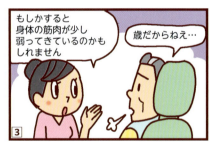
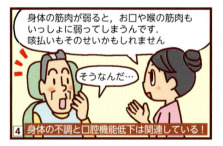

図5-1　身体の不調と口腔機能低下は関連している

なんとなく身体の不調を感じていたとしても，多くの方は，口腔とは無関係だと考えています．さらに普通，患者さんは「歯医者さんは歯や義歯の調子をみてもらうところ」という意識で来院されるため，身体の不調があっても，「歯科とは関係のないこと」と考えて話さない方が多いように感じます．

兆候はあるのにまだ自覚症状がなく，自分は大丈夫だと思っている方には以下のことを伝え，口腔の機能低下の兆候と問題点に興味をもってもらえるようにしています．

・おいしく食べられることは，身体も元気でい続けられること．
・「食べること」とは，歯だけでなく舌と喉も使って身体に運ぶこと．
・そのため歯や歯ぐきを守っても，舌や喉が弱ったら食べることができなくなり，身体が弱ってしまうこと．
・歯を守るために一生懸命磨くように，舌やお口の周りの筋肉も守っていかないと弱っていって使えなくなってしまうこと．
・舌やお口の周りの筋肉が弱るオーラルフレイルは，身体のフレイルに先行して起こること．
・オーラルフレイルに早期に対応しないと，食べる機能から心身の機能まで低下してしまうこと．
・もしも今お口の機能で低下しているところがあっても，トレーニングをすればまた回復すること．
・そうすれば身体もよくなること．

「歳だから仕方ない」と思っていても，高齢の患者さんの多くはいつまでもおいしく食事したいと願い，歯の状態を悪くしたくないから，皆さんの診療室にメインテナンスで通い続けているのです．ですから，メインテナンスに来るような患者さんであれば，このような話をすることで，口腔の機能低下の兆候とそこから生じる問題に興味をもってもらえます．そして，そうした患者さんの気持ちに応えるのが私たち歯科医療者の役目です．

聞き方を工夫して，口腔機能の低下に気づいてもらう

少しでも兆候があると思われる方には，機能低下の度合いや自覚症状を調べる「問診」から始めます．患者さん自身が，口腔機能の低下をどの程度自覚しているかを探るのです．

ただ問診をしていてよく思うのですが，だいたいの方が「自分は大丈夫」と

思っており，実際に口腔機能が低下している兆候や症状について質問しても，ほとんどが否定的な反応を示します．メインテナンスの患者さんのほとんどは，この「自覚がない」患者さんです（図5-2）．

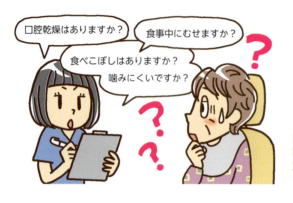

図5-2　機械的に患者さんが興味のないことを質問しても，自覚のない患者さんには何も伝わりません！

　そのため，認識してもらうのがなかなか難しかったりしますが，ここで私たち歯科衛生士が患者さんの口腔機能低下症のサインに気がついていれば，やみくもに問診するのではなく，その兆候に関連したことを選んで聞くことができます．さらに問診の文章をそのまま読むのではなく，患者さんがよりイメージしやすい例に言い換えたり，その患者さんの日常生活で起こるであろうことを想像して例にあげたり，聞き方を工夫することができるはずです．患者さん自身に「それ，経験したことある！」と認識してもらえるような聞き方をすることで，口腔機能が低下していることに気づいてもらいやすくなります．

　このように問診を工夫し，患者さん自身に口腔機能の状態に気づいてもらえれば，口腔機能低下症の検査を受け入れてもらいやすくなります．私たちがいろいろな方面から患者さんをみて，親身に寄りそうことができれば，患者さんは"自分の健康のことをこんなに考えてくれている"と理解して，安心して話を聞くようになっていくのです．

聞き方の工夫の例

①スケーリング中にむせてしまう患者さん

あと一歩！の例

「食事中にむせませんか？」

「別に大丈夫ですけど」

（むせることの何がおかしいのよ）

良い例

「私も慌てて食べるとたまにむせるのですが，普段ゆっくり食べていても，食事中に飲み物や食べ物がすっと喉の奥に入って，むせてしまうことはありませんか？」 その兆候が"異常"であることをさりげなく伝える

「あ……言われてみればあるかも」

（むせるのは結構普通だと思っていたけど，ゆっくり食べていてもむせるのは，何かおかしいのかしら？）

②口呼吸による口腔乾燥が疑われる患者さん

あと一歩！の例

「口で呼吸していませんか？」

「そんなの意識したことないからわからないよ」

良い例

「朝起きたときに，口の中がカラカラになっていたり，唇が乾いていたりすることはありませんか？」 より患者さんがわかりやすい例に言い換える

「そういえば，喉がカラカラに乾いて目が覚めることあるなあ」

（あれ？ じゃあ俺，寝てるとき口開けてるのかな？）

③会話中，よく咳払いをしている患者さん

あと一歩！の例

「食事中，喉に引っかかる感じはありませんか？」

「特にないわ」

（食べてるとき，そんなこと気にしないし……）

良い例

（この方は普段たくさんお薬飲んでいらっしゃるなあ…そうだ！）

「少し大きめの錠剤のお薬を飲むとき，飲み込みにくいと感じることはありませんか？」 ◀ **日常生活での行動をイメージしてもらう**

「そう，水をいっしょに飲んでも薬が喉に残ってしまったりして，飲みにくいときがあるのよ」

（言われてみると，ご飯やパンもそんな感じで飲み込みにくいことがあるかも…）

④会話する声に張りがなく，ガラガラ声になってきた患者さん

あと一歩！の例

「〇〇さん，声がかすれていませんか？」

「そんなことない，いつもこうだよ」

良い例

（確か，歌を歌うのが大好きでカラオケにもよく行くと話していたなぁ）

「最近，歌うときに声が出しにくくなったりしませんか？」
◀ **患者さんの趣味からイメージしやすい質問を！**

「そうなんだよ，以前より声の通りが悪くてかすれるし，高い音も出せなくなってきたんだ」

（そういえば何でだろう，喉の調子がおかしいのかな？）

2 実際に検査をし，訓練によって 口腔機能が改善した症例

　当院では基本的に，65歳以上で，何らかの口腔機能が低下している兆候がみられる患者さんに対し，口腔機能低下症の検査を行っています（令和4年の診療報酬改定では50歳以上の患者さんが対象となった）．しかし，患者さんが自身の口腔機能に関心をもち，口腔機能の低下によって何が起こるかを理解し，納得したうえで検査を行わなければ，たとえ「口腔機能低下症」の診断結果が出ても，なかなか訓練までは続けてもらえません．

　そのため，治療やメインテナンスの時間のなかで口腔機能低下症のサインに気がついたときに，そのサインに合った検査から提案し，導入していくことをお勧めします．例えば嚥下機能が低下していそうなら，治療で麻酔が効くまでの間の時間を使って嚥下機能に関する問診（聖隷式）をしてみたり，義歯の調整時に「今，義歯でどのくらい噛めているかを確かめてみましょう」と咀嚼能力検査に誘導してみたりと，普段の診療のなかで，自然な流れで検査をしていきます．

　これなら，検査のための時間を治療やメインテナンスと別の枠でとる必要はありませんし，一度に7項目すべての検査ができなくても大丈夫です．機能低下に気づいてもらうきっかけになる検査から始めて，回数を分けて実施できればよいと思います．

　患者さんに理解，納得してもらったうえで検査ができれば，その後の訓練にも熱心に取り組んでもらえます．では具体的にどのようにすればいいか？　当院のメインテナンス患者の例から，

1）現時点では何の変化もみられない患者さん
2）兆候や変化はあるが，口腔機能が低下しているとは思っていない患者さん
3）全身疾患や服用薬の影響で，明らかに口腔機能が低下している患者さん

という3つのパターンに分けて考えてみました．ご紹介するケースから，実践のヒントをつかんでいただけたらと思います．

1）現時点では何の変化もみられない患者さん

　一見何の変化もみられない患者さんの多くは，口腔機能もそこまで低下して

いません．しかし，このような方はそもそも健康に対する意識が高く，「自分の口の状態を悪くしたくない」という思いが強くあります．そのため，「検査をしてみて，今のご自身の状態を確かめてみませんか？」と誘導するとよいでしょう．どんなに元気な方でも，いずれは衰えてくることはわかっており，今後の体調の変化に不安を感じているため，「今の自分の状態を知っておきたい」という気持ちはもっているように感じます．

そしてどんなに元気な患者さんでも，高齢である時点で加齢のリスクがありますので，検査を行うと「口腔機能低下症」と診断されることは実際多いです．検査の結果異常がない，または軽度だったとしても，今後何らかのきっかけで機能が低下する可能性は十分にあり，今のうちから訓練を始めるのに越したことはありません．今後口腔機能が衰えたらどんなことが起こるかをいっしょに想像してもらい，現在の良い状態を維持するための訓練を指導しています．

症例：A.Kさん，80歳（女性）　全身・口腔ともに問題なく，健康への意識も高い患者さん

全身疾患はなし．プラークコントロールレベルは良好．長年のメインテナンスを通して，磨くことでこんなに歯を守れることを知り，良い口腔内の状態をずっと維持していきたいという意識も育った．

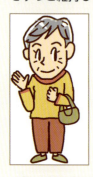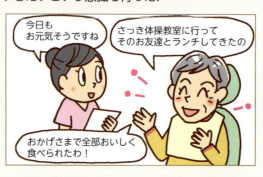

- 「お友達と楽しくおいしく召し上がれて，よかったですね！　日ごろからきちんと歯を磨いているからですね」
- 「でもいつか食べにくくなるのは嫌だわ．ずっとおいしく食べたい」
- 「今後も変わらずおいしく食べられるかどうか，お口の『食べる機能』を測る検査があるんですよ！　今どんな状態かみてみましょうか？」

口腔機能精密検査の結果

　この患者さんは元々の意識が高いため，提案したら積極的に検査を受けてもらうことができました．

下位症状（検査項目）	検査値（判定基準）
✔ 口腔衛生状態不良	50%　（50%以上）
口腔乾燥（口腔粘膜湿潤度）	29.1　（27未満）
咬合力低下（残存歯数）	23本　（20本未満）
✔ 舌口唇運動機能低下	パ：29回/5秒，タ：28回/5秒，カ：27回/5秒 （どれか1つでも6回/秒未満，当院では30回/5秒未満）
低舌圧	38.1 kPa　（30 kPa未満）
咀嚼機能低下（咀嚼能力検査）	171 mg/dL　（100 mg/dL未満）
✔ 嚥下機能低下（聖隷式）	Aが3項目　（Aが1項目以上）

考察

　該当項目数は3であることから，「口腔機能低下症」と診断されました．ただし「咬合力低下」「低舌圧」「咀嚼機能低下」のいずれも正常であるため，口腔機能管理料は算定できません（**詳細は第6章参照**）．低下している項目の検査値をみても，低下の程度はそこまで深刻ではないことがわかりますが，今後機能が低下していく可能性は十分にあるため，訓練を勧めてみました．

　実はこの患者さんは，初診時はう蝕と歯周病が長年放置されており，ひどい状態でした．しかし，メインテナンスで通っていただくうちに，信頼関係の確立とともに意識が変わり，セルフケアの重要性を理解していったという経緯があります．症状がない患者さんに訓練を習慣にしてもらうのはなかなか難しいかもしれないと考えましたが，毎日一生懸命ブラッシングをしたことで何でも食べられるようになり，身体も健康でいられるようになったことをすでに実感されていましたので，口腔機能の検査結果も動機づけとなり，「何でもおいしく食べられなくなるのはいやだから，トレーニングもやってみます！」と意欲的に取り組んでいただけました．

　「ガラガラうがい」や「舌回し」など，道具を使わなくてもセルフケアと一緒にできる訓練を最初に指導すると，毎日行うセルフケアの一環として，次第に訓練も自然に行っていただけるようになりました．訓練の成果で，現在も口腔機能は良好な状態を保っています．

2）兆候や変化はあるが，口腔機能が低下しているとは思っていない患者さん

　何らかの兆候や変化があり，場合によってはご自身にその自覚があっても，それが口腔機能の低下に関連しているとは思っていない患者さんです．歯科医院にメインテナンスで来院する患者さんは，このタイプが一番多いです．

　このような場合，まずは会話を通して，患者さんが兆候に気づいているかを探りましょう．自覚がある場合は，それが口腔機能低下につながることを説明し，その兆候に関連する検査から提案していきます．気づいていない場合でも，歯科疾患をはじめ，会話のなかで体調や生活のことなど，患者さんが気にしていることは何かしら出てくるはずです．そのなかに口腔機能の低下と関係することがあれば，それが兆候であることを伝え，関連する検査から提案します．

症例①：Y.Kさん，83歳（男性）

ブラッシングスキルが低下し，口腔衛生状態が悪化した患者さん

きちんとした性格で凝り性．食後30分くらいかけて歯を磨いているが，最近磨き残しが目立つようになってきた．残存歯は多く，健康志向は強いものの，最近歩くスピードが遅くなり，上着の脱ぎ着にも時間がかかるようになったのが気になる．

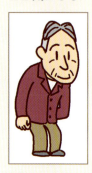 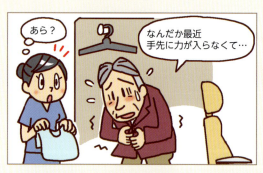

🧑‍⚕️「さっき手先に力が入らないとおっしゃっていましたが，磨き残しがあるのはそのせいかもしれません．指先に力が入らないとしっかり歯ブラシを持ったり，細かく動かしたりしづらくなります．そして身体の筋肉が弱ると，舌や喉も動きにくくなっていることがあるんです」

👴「そうなんだ……」

🧑‍⚕️「これらを調べる検査があるんですが，まずはお口の汚れからみてみませんか？」

第5章 口腔機能低下症への取り組みの実際

口腔機能精密検査の結果

　この患者さんは，磨き残しのプラークとともに，舌苔の付着も少し目立ってきていたので，まず「口腔衛生状態」の検査を行ったところ，「口腔衛生状態不良」と判定されました．舌苔の付着の原因に口腔乾燥があるかもしれないと考え，通常のメインテナンス中に唾液が減ってきていないか，口呼吸になっていないかをチェックしたうえで「口腔乾燥」の検査を勧めました．

　また，これに関連して，舌の自浄作用が低下している可能性も考えられたため，3番目に「低舌圧」の検査を行いました．結果，舌圧の測定値がかなり低かったため，発音と舌の動きも低下しているのではないかと考え「舌口唇運動機能低下」の検査をしました．実際のところ声のトーンや大きさにも活力がなくなっていたので，発音して確かめることには興味をもってもらえたようでした．

　残存歯は多いこと，歯周病の治療により歯周組織が安定してきていることを考え，咀嚼機能低下の検査は最後に行いました．

下位症状（検査項目）	検査値（判定基準）
✔ 口腔衛生状態不良	50%　（50%以上）
✔ 口腔乾燥（サクソンテスト※）	0.86　（2g/2分以下）
咬合力低下（残存歯数）	26本　（20本未満）
✔ 舌口唇運動機能低下	パ：29回/5秒，タ：28回/5秒，カ：24回/5秒 （どれか1つでも6回/秒未満，当院では30回/5秒未満）
✔ 低舌圧	23.4 kPa　（30 kPa未満）
咀嚼機能低下（咀嚼能力検査）	160 mg/dL　（100 mg/dL未満）
✔ 嚥下機能低下（聖隷式）	Aが3項目　（Aが1項目以上）

※……当時まだムーカスを購入していなかったため，唾液量の計測（サクソンテスト）を行った．

考察

　口腔衛生状態をはじめ，計5項目で機能低下が認められたため，この患者さんは口腔機能低下症と診断されました．また，舌口唇運動機能や舌圧も低下しており，身体全体の衰えがブラッシング能力だけでなく，口腔機能の衰えとも結びついていることがわかります．患者さん自身は「まだしっかり噛めて，なんでも食べられる」と思っていたため，「噛む力はしっかりあるのだから，それは歯を守っている努力のたまものですね」と励まし，「噛むこと」と「飲み込むまでの機能」は違うことを認識してもらうようにしました．

　まずは舌圧が弱くなっていたので，「舌回し」から指導しました．また，声

もかすれて力がなく，実際に検査でも嚥下機能の低下がみられたため，「ペットボトルトレーニング」や「ガラガラうがい」も指導し，次第に「パタカラ体操」や「あいうべ体操」を追加してもらっています．

患者さんはとても真面目な性格なので，検査結果から，口腔機能の衰えを素直に自覚し，毎日訓練を実行してくれました．その結果，最初にできなかったペットボトルをしっかりへこませたり膨らませたりすることもできるようになりました．同時に診療中，たまにむせていたのも改善されています．

症例②：T.Sさん，70歳（男性）　スケーリング中に激しくむせた患者さん

高血圧があり，降圧薬を服用している．喫煙者．以前から歯周病リスクが高いため，なんとか維持するために毎月メインテナンスに通い続けている．最近，スケーリング中に激しくむせるようになってきた．

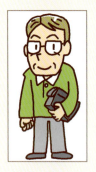
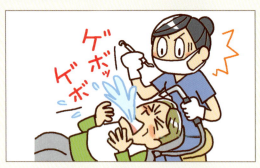

- 「お水だけでなく，普段食べ物でむせることもありますか？」
- 「ときどきあるよ．喉に詰まった感じにもなるし，痰もよく出る．まあタバコのせいで喉が弱っているんだろうね」
- 「そんなにお困りだったのですね．でももしかすると，タバコだけのせいじゃなくて，喉の周りの筋力が弱ってきているのかもしれません．今の喉の状態を検査してみませんか」

口腔機能精密検査の結果

「むせ」という症状から，まずは問診といっしょに嚥下機能検査（聖隷式嚥下質問紙）を行いました．また，むせるのはタバコの影響だけでなく，喉の筋力が弱っているのかもしれないと疑い，舌圧検査と舌口唇運動機能の検査も行いました．これらの結果がいずれも低下を示したことから，まずは嚥下に関わる筋力が低下していることを自覚してもらい，他の検査も促し，進めていきました．

第5章 口腔機能低下症への取り組みの実際

下位症状（検査項目）	検査値（判定基準）
✔ 口腔衛生状態不良	50% （50%以上）
✔ 口腔乾燥（サクソンテスト※）	0.008 g （2 g/分未満）
✔ 咬合力低下（残存歯数）	19本 （20本未満）
✔ 舌口唇運動機能低下	パ：24回/5秒，タ：23回/5秒，カ：23回/5秒 （どれか1つでも6回/秒未満，当院では30回/5秒未満）
✔ 低舌圧	21.4 kPa （30 kPa未満）
咀嚼機能低下（咀嚼能力検査）	183 mg/dL （100 mg/dL未満）
✔ 嚥下機能低下（聖隷式）	Aが4項目 （Aが1項目以上）

※……当時まだムーカスを購入していなかったため，唾液量の計測（サクソンテスト）を行った．

考察

　7項目中6項目が該当し，口腔機能低下症と診断されました．嚥下機能低下や舌口唇運動機能低下もありますが，特に舌圧が大きく低下しています．舌圧は20 kPa未満で摂食嚥下障害とみなされるため，21.4 kPaという数値はかなり低いといえます．この方に限らず，スケーリングでむせる患者さんに検査を行うと，多くの方で舌圧の低下も認められます．嚥下においては喉と舌の筋力が密接につながっているためです．また，この患者さんのように，喉の衰えを歳やタバコのせいだから仕方ないと思っている方は多いため，訓練で改善できることをしっかり伝えました．

　まず，喉の筋力と肺活量を鍛えてもらうためにペットボトルトレーニングを行いました．その後，患者さんは1カ月おきのメインテナンスに欠かさず来院し，トレーニングも習慣化していったのですが，脳梗塞を患い，入院と手術のために3カ月間来院が途絶えてしまいました．退院後，まだ手足の麻痺の後遺症が残るなかで再来院されたときは，以前より痩せた印象があったものの，口腔内の所見は落ち着いているように感じました．様子を伺ったところ，手術後身体が不自由になり，食事も思うようにとれなかったときに，口腔と身体の状態はつながっていることを実感したと話してくれました．入院中，身体のリハビリとともに，口腔機能のトレーニングも毎日一生懸命続けたそうで，よく食べられるようになり，体力も回復したそうです．セルフケアの状態も良好で，治療中に水をたくさん溜めてもまったくむせず，うがいもしっかりできていました．

　最近行った再評価検査では，以前は20 kPa近くだった舌圧が40 kPaを超え

て，舌口唇運動の「パ」「タ」「カ」もすべて 30 回/5 秒以上と，低下していた口腔機能が回復していることがわかりました．全身疾患を煩ってさらに口腔機能が低下するような事態になっても，訓練を持続することによってまた改善し，良い状態で生活できるようになることを私も実感した症例です．

症例③：T.T さん，71 歳（男性）　滑舌の悪さが目立つ患者さん

小料理屋の店主，いつも忙しい様子．歯周病のリスクが高く通院歴は長いが，なかなかセルフケアが確立しない．徐々に欠損歯が増え，義歯の面積も増えていっている．最近滑舌の悪さが目立ってきた．

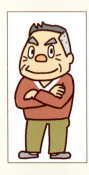
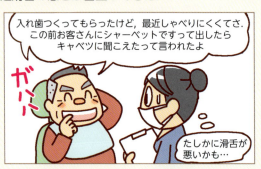

入れ歯つくってもらったけど，最近しゃべりにくくてさ．この前お客さんにシャーベットですって出したらキャベツに聞こえたって言われたよ

たしかに滑舌が悪いかも…

- （義歯が合っていない可能性もあるけど，舌が動かしにくくなっているのかなあ…）

- 「それは困りますね．お仕事柄，料理の味見をしたりすると思いますが，そのときに困ったりはしないですか？」

- 「そうそう．別に舌が麻痺してるわけじゃないのに，なんだか繊細な味がよくわからないことがあるの」

- 「もしかすると，舌の筋肉の力が弱くなっているのかもしれません．舌がうまく動かせないと喋りにくいし，しっかり味わって食べることもできなくなってしまうんです．今の状態で，どのくらい舌の力があるか調べてみませんか」

口腔機能精密検査の結果

　舌の筋力低下を疑い，まず舌圧測定をしたところ，かなり舌圧が低下していました．「喋りにくい」という自覚もあったので，次に舌口唇運動機能の検査を行いました．

　メインテナンス中，唾液量は十分なことは認識していたので，先に口腔衛生

第 5 章　口腔機能低下症への取り組みの実際

状態の検査から舌苔の付着量を調べて，その後口腔乾燥検査を行いました．

下位症状（検査項目）	検査値（判定基準）
✔ 口腔衛生状態不良	55%　（50%以上）
口腔乾燥（口腔粘膜湿潤度）	31.4　（27未満）
✔ 咬合力低下（残存歯数）	15本　（20本未満）
✔ 舌口唇運動機能低下	パ：23回/5秒，タ：22回/5秒，カ：22回/5秒 （どれか1つでも6回/秒未満，当院では30回/5秒未満）
✔ 低舌圧	13.3 kPa　（30 kPa未満）
咀嚼機能低下（咀嚼能力検査）	151 mg/dL　（100 mg/dL未満）
✔ 嚥下機能低下（聖隷式）	Aが4項目　（Aが1項目以上）

考察

　7項目中 5項目が該当し，口腔機能低下症と診断されました．特に「舌口唇運動機能」と「舌圧」に著しい低下がみられ，患者さんの滑舌の悪さなどはやはり口腔機能の低下が原因だったことがわかりました．

　この方はお仕事柄，舌の調子が悪くなることはどうしても避けたいという気持ちを強くもっているので，どちらにも深く関わる「舌口唇運動機能」と「舌圧」が低下しているという検査結果から，スムーズに訓練に導入することができました．最初は「舌回し」によって舌を動かす筋力を回復するよう指導し，続いて「パタカラ体操」「あいうべ体操」「ガラガラうがい」「ペットボトルトレーニング」へと進めていきました．

　最初に指導した「舌回し」は，現在も一日のなかでしょっちゅう行っているそうで，1年後に再評価検査を行った結果，舌圧が 38.8 kPa と 3倍近くまで向上し，舌口唇運動の「パ」「タ」「カ」もすべて 5秒間で 30回近くまで発音できるようになっていました．自覚症状があった味覚も改善しており，あわせて検査結果を報告したところ，「他人にも自分自身にも，気持ちをもって継続して行えば，必ず結果はついてくるね」と喜んでいらしたのがとても印象的でした．ご自身の生活を維持していくためにも，口腔機能が大切な役割を果たしていることをしっかり理解して，訓練を続けてもらっています．

> 症例④：S.Mさん，81歳（女性）　**身体の衰えから口腔機能の低下が疑われた患者さん**
>
> 高血圧などにより，複数の服用薬あり．来院時はいつも身なりをきれいにされているが，最近歩くスピードが遅くなったり，足元がもたついたりする様子がみられる．上顎左側臼歯部に義歯が入っているが，なるべく食材を選ばず，何でも噛むように心がけている．
>
>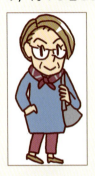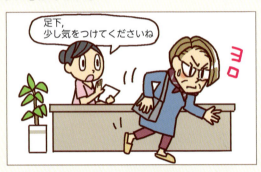
>
> 「最近足がいうこと聞かなくてね．体勢を変えようとするときなんか，ちょっとしっかりしなくて怖いのよ」
>
> 「足が不安定なのは心配ですね．お食事は変わりなく召し上がれますか？」
>
> 「入れ歯じゃないほうなら何でも噛めるけど，最近噛むのに疲れちゃうし，ちょっと大きいまま飲み込もうとすると，つかえそうになったり，むせちゃうの」
>
> 「疲れてしまうのは，舌を使って食べ物を口の中で潰したり，丸めたりしにくくなっているのかもしれません．足や身体といっしょに舌も動きが悪くなってしまっている可能性があるので，検査してみませんか？」

口腔機能精密検査の結果

患者さんは，義歯でもなるべくよく噛む努力をされていますが，「つかえそうになる」という訴えから，口の中で食物を喉に送り込む機能が落ちているのではないかと推測しました．舌の力が弱ってきているのか，口腔内が乾燥して食塊を運びにくくなっているのか，どちらかの低下を疑い，舌圧の検査と口腔乾燥の検査を先に行いました．

続いて，「舌の力だけでなく，動きが悪くなっていないかも調べてみましょう」と言い，舌口唇運動機能の検査を行いました．咀嚼機能についても，「長く噛むと疲れる」という自覚があったため，スムーズに検査を行うことができました．

下位症状（検査項目）	検査値（判定基準）
✔ 口腔衛生状態不良	50%　（50%以上）
✔ 口腔乾燥（口腔粘膜湿潤度）	17.1　（27未満）
✔ 咬合力低下（残存歯数）	13本　（20本未満）
✔ 舌口唇運動機能低下	パ：26回/5秒，タ：30回/5秒，カ：32回/5秒 （どれか1つでも6回/秒未満，当院では30回/5秒未満）
✔ 低舌圧	27.8 kPa　（30 kPa未満）
咀嚼機能低下（咀嚼能力検査）	178 mg/dL　（100 mg/dL未満）
✔ 嚥下機能低下（聖隷式）	Aが6項目　（Aが1項目以上）

考察

　7項目中6項目が該当し，口腔機能低下症と診断されました．この患者さんは80歳を過ぎても美意識や健康感が高く，「衰えたくない」という意識をもっています．セルフケアにも気を遣い，義歯もきれいに保っています．ですが，一人暮らしで行動する機会が減っているせいか，当院のアポイントもときどき忘れるようになっていました．

　自覚症状として「足が思うように動かない」「噛むことに疲れる」「大きいまま飲み込んでしまうことがある」と，身体機能と口腔機能の双方に変化を感じているので，この方の生活背景を考えながら，機能の低下が進行しないよう口腔機能の訓練の必要性をお話ししました．

　検査の結果，特に低舌圧と口腔乾燥が気になったので，口の中が乾くと食べ物をすり潰したり丸めたりしにくくなり，舌も動きが悪くなることを説明し，まずは「舌回し」と「パタカラ体操」，そして「唾液腺マッサージ」を指導しました．「舌回し」は「ほうれい線が薄くなるかもしれないです」とお話ししたところ，現在もモチベーションとなり続けているようです．最近は「よく噛んでも疲れなくなった」と，訓練の効果を感じてきています．

3）全身疾患や服用薬の影響で，明らかに口腔機能が低下している患者さん

　患者さんの多くは，明らかな口腔機能の低下に気づいてはいても，「全身疾患や服用薬が原因なのでどうにもできない」と諦めてしまっています．「歯医者さんで話すことじゃない」と思って話さない方もいらっしゃいます．劇的な

改善は難しいかもしれませんが，患者さんが自分の口腔機能の状態を正しく知り，訓練を実施することで少しでも悪化を止められることを理解してもらえれば，検査や訓練に取り組みやすくなります．

症例：S.Tさん，70歳（女性）　**シェーグレン症候群により口腔と全身両方の機能に影響が出ている症例**

シェーグレン症候群や，服用薬の影響により著しい口腔乾燥がある．日常の口腔乾燥をとても気にしていて，自分から症状を訴えてくる．最近，体重が以前に比べて減少し，見た目も痩せてきている．

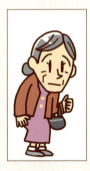
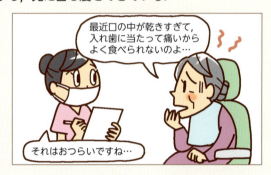

（患者）最近口の中が乾きすぎて，入れ歯に当たって痛いからよく食べられないのよ…

（歯科衛生士）それはおつらいですね…

- 「お口の他に気になることとかはありますか？」
- 「友達には，何を言っているかよく聞きとれないって言われるわ」
- 「お口の中が乾燥していると，舌も痛くて動かしづらいですよね…」
- 「あと硬いものや大きい固まりのものもほとんど食べないようにしているの．口の中が痛くなっちゃうし，疲れるから嫌なの」
- 「舌をあまり動かさないことで，お口の周りの筋肉もいっしょに弱ってしまっているのかもしれません．病気やお薬の影響で，乾燥はどうしても続いてしまうかもしれませんが，トレーニングによっては，少しずつ改善することもありますよ．効果的なトレーニングを考えるために，まずは乾燥の状態から調べてみませんか？」

口腔機能精密検査の結果

著しい口腔乾燥があったため，まずは口腔乾燥の検査から行いました．また他にも「発音がうまくできない」「舌が痛くてよく食べられない」「味もよくわからない」といった口腔内の症状がたくさんあり，つらい思いをされていたので，検査全般に対する患者さんの意欲は高く，他の検査もスムーズに行うこと

ができました.

著しい口腔乾燥によって食べることや話すことにも困っており，病気だから仕方ないとは思っていても，少しでもおいしく食べたいと願っているのが伝わりました．当院が口腔機能低下症に取り組む前までは，保湿効果のあるジェルやマウスウォッシュを進めたり，唾液腺マッサージを指導したりしていましたが，大きな効果はなく，メインテナンス時には根面う蝕の処置や予防に重点を置いていました．

下位症状（検査項目）	検査値（判定基準）
✔ 口腔衛生状態不良	60%　（50%以上）
✔ 口腔乾燥（口腔粘膜湿潤度）	14.5　（27未満）
咬合力低下（残存歯数）	22本　（20本未満）
✔ 舌口唇運動機能低下	パ：26回/5秒，タ：24回/5秒，カ：22回/5秒 （どれか1つでも6回/秒未満，当院では30回/5秒未満）
✔ 低舌圧	27.6 kPa　（30 kPa未満）
咀嚼機能低下（咀嚼能力検査）	118 mg/dL　（100 mg/dL未満）
✔ 嚥下機能低下（聖隷式）	Aが5項目　（Aが1項目以上）

考察

7項目中5項目が該当し，口腔機能低下症と診断されました．特に口腔粘膜湿潤度はかなり低く，サクソンテストも行いましたが，測定できないほど唾液が出ませんでした．舌を動かすオーラルディアドコキネシスでは，発音するたびに痛いと訴えていました．

検査では予想どおり，口腔乾燥の程度が一番低下していることがわかりました．数値に現れることで，患者さんもその度合いをよく理解できたようです．舌を動かして発音する検査でも，「こんなに動かせなくなっているとは思わなかった」と，1つの機能の低下から他の機能も低下していくことを実感された様子でした．

訓練は，以前から指導していた唾液腺マッサージに加えて，「ガラガラうがい」と「舌回し」をまず指導しました．義歯を装着したままだとクラスプなどに当たって痛いという訴えがあったため，義歯は外して，ジェルや洗口剤を口に含んで行うことを勧めました．シェーグレン症候群の影響でどうしても乾燥は続いてしまうため，訓練で緩和できるか不安でしたが，「舌回し」を毎日行ってもらったところ，トレーニングをした直後はしばらく唾液が出て，口腔内が

少し潤うようになったそうです．そのタイミングで食事をとり，なるべく痛くなく，おいしく食べられるように工夫していると報告してくれました．最近では，少しでも唾液が出てくると気持ちが楽になり，ゆっくり味わって食べる楽しみも出てきたとおっしゃっていました．「検査をして，トレーニングを教わって本当に感謝しています」との言葉もいただきました．

第 6 章

普段の診療に＋α！
算定のポイント

保険の算定要件は複雑ですが，口腔機能低下症患者は増加する一方です．歯科医師の皆さんが陥りがちな"保険算定低下症"も併せて打破するためには，算数の公式と同じようにやり方を覚えて，すぐに実践あるのみです．本章では，普段行っている歯周病やう蝕のメインテナンスと一緒に算定でき，さらに一般の歯科医院にもメリットがある算定のポイントをご紹介します．

1

口腔機能低下症の
算定の基本知識

※2025年6月時点における見解です．

基本の算定項目

　口腔機能低下症の検査や指導に対して算定する口腔機能管理料などは，「医学管理料」という項目に該当します．歯冠修復や欠損補綴などは，実態どおりに部位と修復物を選べばいいのでそこまで苦になりませんが，医学管理料というのは，こと細かくカルテに記載しなければなりません．また定型の文言ばかり記載していると，万が一個別指導になった場合に大変な事態を招くので，「歯科疾患管理料の算定で精いっぱい」という歯科医師も少なくないかと思います．

　しかし近年の保険行為別調査によると，歯冠修復や欠損補綴などの算定が減り，医学管理料やSPTに代表される重症化予防管理の算定率が上昇しています[1]．つまり「できる限り病気を発症させずに維持管理すること」が国からも患者さんからも求められているということです．

　本章では，口腔機能低下症に取り組むうえで必須となる医学管理料について解説します．

1) 歯科疾患管理料（月1回／初診月：80点，再診月：100点）

　継続的な口腔管理を必要とする歯科疾患を有する患者さんに対し，その歯科疾患の管理や指導などを行った場合に算定します．つまり，**検査によって口腔機能低下症という歯科疾患があると診断されれば，歯が1本もなくても算定できます**（症例2参照）．

　算定に際しては，以下の4つの情報をカルテに記入するか，文書提供の用紙に沿って記入していきます．

●基本状況：基礎疾患，服薬状況，生活習慣状況（喫煙の有無など）
●口腔内状況：う蝕，歯周ポケット，出血，動揺，口腔機能の状態
●実施した検査の結果と評価：上記項目のチェック
●治療方針

　問診などで得られた上記の4つの情報を，SOAP方式でカルテに書きます．カルテに「S」「O」「A」「P」と書き，それに沿って内容を書いていけば，記録漏れもなくなり，いつ個別指導やカルテの開示請求があっても安心できます．

2) 文書提供加算（月1回／10点）

患者さんに管理計画の内容を文書で提供した場合に算定します（図6-1）．ただし文書提供は，患者さんによっては嫌がる人もいるので，最初の治療方針が固まった段階や，大きく計画を変更した場合に提供することにしています．

この管理計画書には，算定要件がすべて入っていますので，各項目を満たせていればカルテ記載は省略してもよいことになっています．

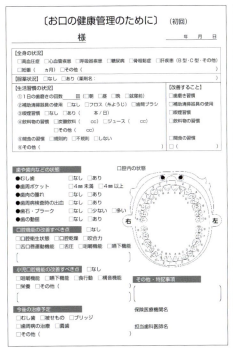
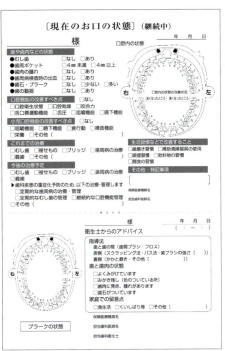

図6-1 文書提供加算のテンプレートの例[3]

3) 長期管理加算（月1回／口管強：120点，口管強以外：100点）

初診月から6カ月を超えて，口腔機能低下症を含む歯科疾患の管理や指導を行った場合に算定します．ここではぜひ，長期管理してきたことのメリットを患者さんに説明しましょう．例えば，う蝕治療後の歯の状態をチェックして順調であることを説明したり，歯周治療の評価として出血部位やPPDが減少したことを説明したりするのと同様に，トレーニングの指導などを通して長期間管理してきたことで口腔機能が維持できていることを患者さんに伝え，アピー

ルしましょう.

　加算点数とはいえ歯科疾患管理料と同じ点数なので，算定に際して，今後はますます結果にコミットすることが求められてくると思われます.

4）口腔機能管理料（月1回／60点）

　〈歯科疾患管理料〉を算定した 50 歳以上の患者さんに対して，口腔機能低下症の検査（口腔機能精密検査）の 7 項目のうち咀嚼機能低下，咬合力低下，低舌圧，口腔衛生状態不良のいずれかに該当することを，それぞれ咀嚼能力検査 1（グルコセンサー GS-II），咬合圧検査 1[1]（デンタルプレスケール II または Oramo-bf），舌圧検査（JMS 舌圧測定器），口腔細菌定量検査 2（口腔内細菌カウンタ）で確認し，継続的な指導・管理を行った場合に，月 1 回算定できます[2]．初診月から 6 カ月を超えて指導管理を行えば，先述した〈長期管理加算〉とも同時に算定できます.

　う蝕や歯周病の治療に加え，口腔機能の説明ができるようになると，多くの患者さんから「歯医者さんでこんなことまでやるようになったんですね！」と言われるようになりました．いまでは当たり前となった麻酔や X 線と同じように，口腔機能まで診ない歯科医院は淘汰されてしまう時代がすぐそこまで来ているということです.

[1] 日本歯科医学会による「口腔機能低下症に関する基本的な考え方」では「咬合力検査」ですが，保険の算定では「咬合圧検査」が使われます.

[2] この機器を用いた 4 つの検査は，あくまで口腔機能管理料の"算定"に必要ということです．口腔機能低下症の"診断"には関係ありません.

5）口腔管理体制強化加算（口管強[3]，50点）

　口腔管理体制強化加算の施設基準を届け出た医療機関は，口腔機能管理料に 50 点を加算することができます.

[3] 令和 6 年度診療報酬改定前は「か強診」とよばれていました.

6）歯科口腔リハビリテーション料3（歯リハ3，月2回／50点）

　〈口腔機能管理料〉を算定した患者さんに対し，管理計画に基づいて口腔機能に関わる指導・訓練を行った場合に算定できます．算定に際しては，指導・訓練の内容（要点）をカルテに記載する必要があります.

7）歯科衛生実地指導料1（実地指1，月1回／80点）と口腔機能指導加算（＋12点）

〈実地指1〉は，歯科疾患に罹患している患者さんに対して，歯科衛生士が口腔内状況の説明や実地指導（15分以上）を行い，指導内容に関わる情報を文書で提供（6ヵ月に1回以上）した場合に算定できるものです．さらに，口腔機能が低下している患者さんに対して歯科衛生実施指導を行う際に，**口腔機能に関わる指導を併せて実施すると，〈口腔機能指導加算〉として〈実地指1〉に12点を加算**できます（80＋12＝計92点）．

ただし，**口腔機能に関わる指導内容が〈歯リハ3〉で行った指導・訓練と重複している場合は，〈口腔機能指導加算〉は算定できません．**一方で，検査の結果，**口腔機能低下症の診断まで至らなかったとしても，口腔機能管理の必要性があり，口腔機能に関わる指導を実施した場合は算定可能**です．また，算定に際しては〈歯リハ3〉と同様，指導の内容（要点）をカルテに記載する必要があります．

口腔機能管理料の算定手順

いくつかの主要な算定項目をご紹介しましたが，口腔機能低下症をみていくうえで一番重要なのはやはり**口腔機能管理料**です．

1）機器の準備

口腔機能管理料の算定にあたっては，先述したように咀嚼能力検査1，咬合圧検査1，舌圧検査，口腔細菌定量検査2の測定のために，グルコセンサーGS-Ⅱ，デンタルプレスケールⅡまたはOramo-bf，JMS舌圧測定器，口腔内細菌カウンタのいずれかの機器が必要になります．また，グルコセンサーGS-Ⅱ・デンタルプレスケールⅡまたはOramo-bf・口腔内細菌カウンタは，検査料を算定するために施設基準を申請する必要があります．

機器を購入したら，まずスタッフ全員が輪番でテストをしていきます．この際，機器のメーカーのホームページにあるビデオ付き解説を見て，知識を共有しましょう．ただし先にもご紹介したように，**メーカーの取り扱い説明に従って実施したとしても，測定法によっては大きな誤差を生じることがあります．**実際に当院でも，グルコセンサーの水の分量が違ったり，撹拌時間が短かったりしたせいで，はじめはとんでもない値が出てしまいました（**第2章参照**）．

2）検査の算定

口腔機能管理料（60点）とは別に，咀嚼能力検査1（グルコセンサー GS-Ⅱ），咬合圧検査1（デンタルプレスケールⅡまたはOramo-bf），舌圧検査（JMS舌圧測定器），口腔細菌定量検査2（口腔内細菌カウンタ）のうち実施したものについては，各検査の点数が算定できます（表6-1）．

いずれの検査も3カ月に1回算定できますが，咀嚼能力検査1と咬合圧検査1は同月に算定できないため，注意が必要です（2025年6月時点）．

表6-1　検査の点数

咀嚼能力検査1	140点
咬合圧検査1	130点
舌圧検査	140点
口腔細菌定量検査2	65点

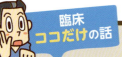

臨床ココだけの話

　当院では，最初にグルコセンサー GS-Ⅱを購入しました．理由は，ほかの検査機器と比べて安価であったためです（付属品も含めて5万円程度）．ひとまずグルコセンサー GS-Ⅱを購入して，「咀嚼能力検査1」から検査をしていくというのも手だと思います．本来は7項目すべての検査を行うことが推奨されていますが，「咬合圧検査1」は残存歯数で代替できますし，機器をすべてそろえなくても，「咀嚼能力検査1」を含む3項目が該当すれば「口腔機能低下症」と診断され，かつ口腔機能管理料の算定が可能だからです．

　当院では後にJMS舌圧測定器も購入しました．価格はグルコセンサー GS-Ⅱの3倍しましたが（16万円程度），測定時間は半分以下で済みます．さらに，当院で700名の患者さんに行った検査結果では，グルコセンサー GS-Ⅱによる咀嚼能力検査で低下が認められたのが15％だったのに対し，JMS舌圧測定器による舌圧検査では50％の人に低下が認められました（p.145参照）．舌圧測定器は施設基準の提出が不要ですし，口腔機能管理料の算定のしやすさを考慮すると，こちらを最初に購入してもよいかと思います．

　デンタルプレスケールⅡは，高価すぎてなかなか買えませんし，検査の点数も130点と他に比べて低いです．また，口腔内細菌カウンタも高額なうえ（第2章参照），点数も65点と大幅に低いため，この2つについては，口腔機能低下症のためだけに購入するのはお勧めしません．

第6章 普段の診療に＋α！ 算定のポイント

3）口腔機能精密検査表と管理計画書の記入

　検査を終えた項目から，「口腔機能低下症に関する基本的な考え方」[2]に添付されている口腔機能精密検査記録用紙に検査値を記入し，管理計画書を策定していきます（p.115〜116参照）．特に**管理計画書は口腔機能管理料の算定に必須**です．基本的には7項目すべての検査を行うことが望ましいですが，3項目該当したら「口腔機能低下症」の病名が付くので，その時点で管理計画書を策定し，患者さんに文書提供することも可能です．

4）訓練（トレーニング）の指導

　低下した口腔機能を向上させるために，トレーニング方法をプリントしたリーフレットなどを見せて，トレーニングを指導していきます（p.117参照）．

5）口腔機能管理指導記録簿の記入

　来院ごとに機能訓練の様子を確認し，評価します．指導した訓練ができていなければ，再度実地訓練を行います．口腔機能管理料は月1回算定ですので，1〜数カ月おきのメインテナンス時にトレーニング指導などしてカルテに要点を記入すれば，そのたびに算定できるということです．

6）メインテナンスの流れに沿ったカルテの記載

　普段のメインテナンスでは主に歯周病やう蝕の管理を行っていきますが，その流れのなかに口腔機能低下症の管理を取り入れ，さらにカルテにも記載するとなると，やみくもに行ってしまっては漏れが生じてしまいます．そのため，まずは1回の診療を，普段のメインテナンスの内容に加えて，以下の流れで行うのがお勧めです．

---

①歯磨き回数と時間，お薬手帳を確認する
②プラークの状態を確認し，プラークの除去方法の説明と実地指導を行う
③歯肉からの出血状態・PPD・動揺度を測定し，状況を患者に説明する
④う蝕の状況を確認し，予兆のある部位を説明，注意する
⑤口腔機能低下症の改善状況とトレーニングの状況を確認し，必要に応じてトレーニングの実地指導を行う

　そのうえで，実際のカルテには次のように記載します．

S：歯磨き1日3回　5分程度，毎日○○トレーニングしている，服薬状況変化なし
O：臼歯舌側にプラーク，ポケットから出血なし，動揺なし
A：ポケット1ミリ減，飲み込みやすくなった，う蝕の進行も特になし
P：このまま継続管理していく

　普段行っている歯周病・う蝕の管理と口腔機能の管理を分断して考えるのではなく，1つの流れのなかで実施するとスムーズに，カルテの記載漏れなどもなく進めることができます．

歯科疾患管理料・長期管理加算・口腔機能管理料は今後のゴールドスタンダードに！

　先にも述べたように，保険診療の傾向は，歯冠修復・欠損補綴から予防管理にシフトしつつあります．しかし，補綴治療のように患者さんの口の中に残るものは治療の成果がわかりやすいですが，予防管理は診療実態が形として見えにくいものです．それだけに，カルテ記載による管理記録が重要になります．

　一方で，補綴治療などは治したときにしか算定できませんが，歯科疾患管理料や口腔機能管理料などの医学管理料は，毎月1回患者さんが来院したときに算定できる，いわば隠れた再診料ということになります．

　われわれ歯科医師は職人的な仕事が多く，患者さんに健康観を還元したり，管理レポートをまとめたりすることが苦手な人が多いようです．しかし，これからは医者が糖尿病や高血圧症の患者を診るように，歯科医師も歯周病や口腔機能低下症のような慢性疾患を管理することがゴールドスタンダードとなると考えています．

2 実際の算定の流れ

　本章では，症例に基づいて口腔機能低下症の算定の流れをご紹介します[※1]．ここでおさえていただきたいのが，口腔機能低下症の診断のための検査である「咀嚼能力検査1」と，有床義歯の新製時に実施する「有床義歯咀嚼機能検査（1のロ）」をうまく使った算定法です．検査の目的は違いますが，どちらも同じ機器（グルコセンサー GS-Ⅱ）を用いる検査で，点数も同じ140点です．

---

①咀嚼能力検査1（140点）
　主に口腔機能が低下しているかどうかを判断するために行う検査．施設基準を届け出た保険医療機関において，咀嚼能力測定を行った場合に3カ月に1回限り算定できる．

②有床義歯咀嚼機能検査（1のロ，咀嚼能力測定のみを行う場合：140点）
　主に新製義歯の装着前後に，グルコース溶出量測定検査（グルコセンサーGS-Ⅱを使った検査）を行い，咀嚼機能の状況を判断するための検査を実施した場合に算定できる[※2]．

　口腔機能低下症のための咀嚼能力検査1は3カ月に1回しか算定できませんが，有床義歯咀嚼機能検査（1のロ）であれば，新製義歯装着前に1回，装着以後は装着月から6カ月以内に月1回算定することができます．また，咀嚼能力検査1と有床義歯咀嚼機能検査（1のロ）は"互換性"があります[※3]．実際，義歯を装着している患者さんは口腔機能低下症と診断されることが多いので，まずはメインテナンスで通院している義歯装着患者から算定を始めることをお勧めします．

[※1] 本項では実際の症例を元にしたイメージ症例をご紹介します（保険点数は2025年6月時点のもの）．カルテの記載例もありますが，本書の主旨である「口腔機能」以外については，一部詳記内容を省略しています．実際に算定する際は，普段のメインテナンスで記入している内容に"＋α"して口腔機能の管理内容を記入してください．

[※2] ただし総義歯，9歯以上の多数歯欠損または左右7番を含む臼歯4歯以上の欠損（智歯は含まず）の部分床義歯の指導管理を効果的に行った場合に算定できます．

[※3] 新義歯装着より3カ月前以内に口腔機能低下症の検査として咀嚼能力検査1を実施・算定していれば，これを「新義歯装着前の有床義歯咀嚼機能検査（1のロ）の算定」とみなすことができ，装着後の算定も可能になります．逆に，口腔機能低下症の検査（咀嚼能力検査1）の代わりに，新義歯装着前後に実施・算定している有床義歯咀嚼機能検査（1のロ）の結果を用いて「咀嚼機能低下」を判定することもできます（▶症例1参照）．

> **症例1：Y.Iさん，再初診時75歳（男性）**
>
> 再初診日：20XX年6月12日
> 下顎左側の残存歯が動揺して上下顎の義歯が合わなくなり，来院．
> 全身疾患：大学病院にて膠原病の服薬治療を受けている．
> 性格・生活：明るく，やや頑固な性格．夫婦で二人暮らしをしている．出歩くのが好きで，海外旅行にも出かける．

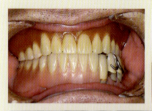
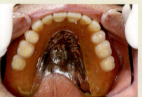
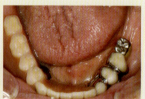
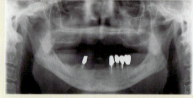

図6-2　再初診時の口腔内写真

口腔機能低下症への取り組みの開始

　7年前に当院で義歯を製作し，その後メインテナンスのため定期的に来院していましたが，下顎左側の残存歯の動揺によって義歯が合わなくなり，上下顎とも義歯を作り直すことになりました．義歯の不適合が原因ではありましたが，再初診時に「よく噛めない」「よくむせる」という訴えがあったことから，口腔機能精密検査を勧め，義歯調整の合間に，2回に分けて検査を実施することになりました．

　まずは舌苔による口腔衛生状態不良の検査，残存歯数による咬合力低下の検査，聖隷式嚥下質問紙による嚥下機能低下の検査を行ったところ，3項目とも該当したため，この時点で口腔機能低下症と診断されました（**図6-3**）．ここで行った3つの検査だけでは〈口腔機能管理料〉は算定できないものの，簡単に実施できるうえ，低下している患者さんは多いです．

　そしてこのとき，歯科衛生士が残存歯のブラッシング指導とともに，「舌回し」のトレーニングを指導したため，〈実地指1〉と〈口腔機能指導加算〉を算定しました．

第6章 普段の診療に＋α！ 算定のポイント

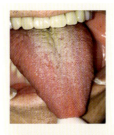
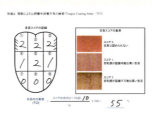

■口腔衛生状態：舌の中央部から舌根付近に舌苔が付着し，TCIは55％だった．

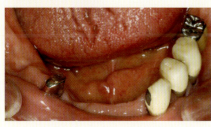

■咬合力：残存歯数が3本で，咬合力低下と判定された（下顎右側歯は残根）．

■嚥下機能：聖隷式嚥下質問紙のAの4項目が該当し，嚥下機能低下が認められた．

図6-3 初回の口腔機能低下症の検査結果（20XX年6月12日）

カルテ

6/12		再初診	267
	7↔7	上顎義歯が緩く外れやすいため，よく噛めない そのせいかよくむせる	
	4|345	歯周精密検査（検査値は別紙） スケーリング，歯の表面の沈着物を除去	100 72+38×2
		歯科疾患管理料　文書提供加算 義歯の調整後，口腔機能低下症の疑いがあるので口腔機能精密検査を行う 上顎FDが不適合なためT.condを行い吸着度を上げる 有床義歯床下粘膜調整処置（ソフトライナー） 歯リハ1（有床義歯，困難） ポール綿を左右で噛んでも外れないことを確認 義歯が重く吸着が弱いため，仮義歯製作を行う	80+10 110 124
		舌苔の付着：55％　低下 残存歯数：3本　低下 嚥下質問紙：Aが4項目　低下 検査項目の3つが該当したため，口腔機能低下症と診断	
		実地指1　口腔機能指導加算 残存歯の歯頸部と歯面のプラーク除去を指導 舌回しを指導	80+12

（オレンジ注記）
- 7つの検査を一度に全部やる必要はない！まずはこの3つから
- 指導の要点を記載する
- 歯や歯肉に対する実地指導＋口腔機能に関わる指導

再初診時から14日後（6月26日），歯周病の再評価のために来院した際に，残りの4つの検査を実施しました．結果，7項目中，合計で6項目の機能が低下していました（図6-4）．今回実施した検査のうち，グルコセンサーGS-Ⅱによる咀嚼能力検査1と，JMS舌圧測定器による舌圧検査は，検査そのものの算定ができます．また，この2つの検査で機能低下が認められたため，〈口腔機能管理料〉を算定しました（図6-5, 6）．

　口腔機能管理料を算定したうえで，管理計画に基づいて口腔機能低下症のトレーニングを指導し（図6-7），〈歯リハ3〉を算定しました．トレーニングはガラガラうがい，舌回し，あいうべ体操，ペットボトルトレーニング，パタカラ体操を選択しましたが，そのなかで「舌回し」と「あいうべ体操」を先に指導し，舌や口腔周囲の筋肉を鍛えることを目標として行ってもらいました．

　この結果，義歯の形態が変わっても頰粘膜や舌を咬んでしまうことはなく，舌をスムーズに使ってものを飲み込むことができるようになっていきました．

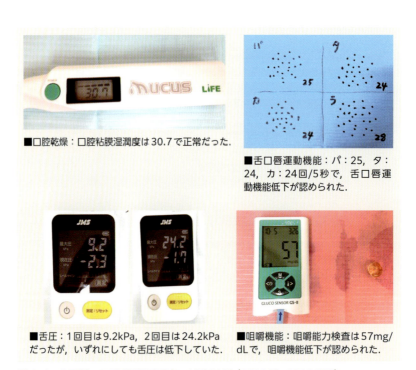

図6-4　2回目の口腔機能低下症の検査結果（20XX年6月26日）

第6章　普段の診療に＋α！　算定のポイント

別添2　口腔機能精密検査記録用紙

口腔機能精密検査　記録用紙

| 患者氏名 | Y. I | 生年月日 | 昭和 17 年　8 月　2 日（　75　歳） | （男）・女 |

計測日 20XX　年　6　月　26　日

下位症状	検査項目	該当基準	検査値	該当
①口腔衛生状態不良	舌背上の微生物数	3.162×10⁶CFU/mL 以上	CFU/mL	☑
	舌苔の付着程度	50%以上	55　%	
②口腔乾燥	口腔粘膜湿潤度	27 未満	30.7	☐
	唾液量	2g/2 分以下		
③咬合力低下	咬合力検査	350N 未満（デンタルプレスケールⅡ・フィルタあり） 500N 未満（デンタルプレスケールⅡ・フィルタなし） 200N 未満（デンタルプレスケール） 375N 未満（Oramo-bf）	N	☑
	残存歯数	20 本未満	3　本	
④舌口唇運動機能低下	オーラルディアドコキネシス	どれか 1 つでも，6 回/秒未満	「パ」25 回/秒 「タ」24 回/秒 「カ」24 回/秒	☑
⑤ 低舌圧	舌圧検査	30kPa 未満	24.2　kPa	☑
⑥ 咀嚼機能低下	咀嚼能力検査	100mg/dL 未満	57　mg/dL	☑
	咀嚼能率スコア法	スコア 0，1，2		
⑦ 嚥下機能低下	嚥下スクリーニング検査（EAT−10）	3 点以上	点	☑
	自記式質問票（聖隷式嚥下質問紙）	A が 1 項目以上	4	

該当項目が 3 項目以上で「口腔機能低下症」と診断する。　**該当項目数：** 6

$$\text{図6-5　すべての検査実施後に記入した口腔機能精密検査記録用紙}^{2)}$$

7 項目中 6 項目に低下がみられた．特に咀嚼機能と嚥下機能の低下が著しい．

別添3 管理計画書

管理計画書

| 患者氏名 | Y. I | 年齢 75 歳 | 性別 (男)・女 | 20XX 年 6 月 26 日 |

【全身の状態】

1	基礎疾患	心疾患・肝炎・糖尿病・高血圧症・脳血管疾患・その他（ **膠原病** ）
2	服用薬剤	1．なし (2．あり)（薬剤名： プレドニン，バクタ配合錠 ）
3	肺炎の既往	1．なし (2．あり) 3．繰り返しあり
4	栄養状態	体重： 55 Kg， 身長：165 m
		体格指数（BMI）： 20.2 1．正常範囲内 (2．低体重（やせ)) 3．肥満
5	体重の変化	1．なし (2．あり) （ 6 か月で 5 Kgの 増 (減) ）
6	食事形態	(1.常食) 2.やわらかい食事 3.その他（ ）
7	食欲	(1．あり) 2．なし（理由： ）

【口腔機能の状態】

1	口腔内の衛生状態	検査結果 55% （基準値 50%以上 ）	1．正常範囲内 (2．低下)
2	口腔内の乾燥程度	検査結果 30.7 （基準値 27 未満 ）	(1．正常範囲内) 2．低下
3	咬む力の程度	検査結果 3 本 （基準値 20 本未満 ）	1．正常範囲内 (2．低下)
4	口唇の動きの程度	パ発音速度 25 回/秒 5秒（基準値 6.0 回/秒未満）	1．正常範囲内 (2．低下)
5	舌尖の動きの程度	タ発音速度 24 回/秒 5秒（基準値 6.0 回/秒未満）	1．正常範囲内 (2．低下)
6	奥舌の動きの程度	カ発音速度 24 回/秒 5秒（基準値 6.0 回/秒未満）	1．正常範囲内 (2．低下)
7	舌の力の程度	舌圧 24.2 kPa （基準値 30kPa 未満）	1．正常範囲内 (2．低下)
8	咀嚼の機能の程度	検査結果 57mg/dL （基準値 100mg/dL 未満	1．正常範囲内 (2．低下)
9	嚥下の機能の程度	検査結果 Aが4項目 （基準値 Aが1項目以上	1．正常範囲内 (2．低下)
10	歯・歯肉の状態	プラーク（なし・(あり)） 歯肉の炎症（なし・(あり)） 歯の動揺（なし・(あり)）
11	口腔内・義歯の状態	

【口腔機能管理計画】

1	口腔内の衛生	1．問題なし 2．機能維持を目指す (3．機能向上を目指す)
2	口腔内の乾燥	1．問題なし (2．機能維持を目指す) 3．機能向上を目指す
3	咬む力	1．問題なし 2．機能維持を目指す (3．機能向上を目指す)
4	口唇の動き	1．問題なし 2．機能維持を目指す (3．機能向上を目指す)
5	舌尖の動き	1．問題なし 2．機能維持を目指す (3．機能向上を目指す)
6	奥舌の動き	1．問題なし 2．機能維持を目指す (3．機能向上を目指す)
7	舌の力	1．問題なし 2．機能維持を目指す (3．機能向上を目指す)
8	咀嚼の機能	1．問題なし 2．機能維持を目指す (3．機能向上を目指す)
9	嚥下の機能	1．問題なし 2．機能維持を目指す (3．機能向上を目指す)

【管理方針・目標（ゴール）・治療予定等】

義歯の不適合によりよく噛めない状態を改善するために，新義歯を製作する過程で，口腔機能を回復させるトレーニングを行う．口腔周囲筋をはじめとする口腔機能が向上し，よく噛めることにつなげていく．

【再評価の時期・治療期間】

再評価の時期：約（ 6 ）か月後

図6-6　すべての検査実施後に記入した管理計画書[2]

どの機能が低下しているかを理解してもらい，それを改善するために必要なトレーニングのリーフレットなどを渡して練習してもらった．

第6章　普段の診療に＋α！　算定のポイント

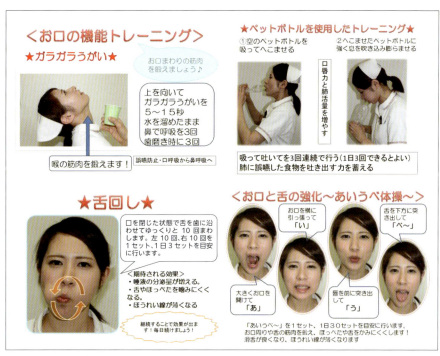

図6-7　初回検査後のトレーニングの指導で渡したリーフレット

カルテ

6/26	7〜7	再診	58+1
	4│345	歯周精密検査（別紙記載） SRP	50 60+64×3
		咀嚼能力検査1：57 mg/dL　低下 舌圧検査：24.2 kPa　低下	140　検査の算定（舌圧検査 140　と咀嚼能力検査は同時 　　　算定が可能）
		口腔粘膜湿潤度：30.7 オーラルディアドコキネシス： パ25，タ24，カ24，ラ28　低下 7項目中6項目が低下　口腔機能低下症と診断	
指導の要点を記載する		口腔機能管理料 口腔管理体制強化加算 歯リハ3 口腔機能向上トレーニングを説明 検査結果とトレーニング表を提供	60　検査・診断・トレーニング 50　指導＆必要な検査項目 50　の低下を確認して算定

117

有床義歯咀嚼機能検査（1のロ）を活用した口腔機能管理

再初診時から約1カ月後（7月23日），上顎に仮義歯が装着されました．その後，上顎の仮義歯に合わせるように，下顎は残存歯を根面板として義歯を新製することになりました（図6-8）．

さらに4カ月後（11月15日），下顎義歯の製作に先がけて，〈装着前〉の有床義歯咀嚼機能検査（1のロ）を実施したところ，33 mg/dLと非常に低い結果で，グミを割ることもできませんでした（図6-9）．舌回しなどのトレーニングはほぼ毎日行っているとのことでしたが，実際にやってみてもらうと，舌回しは舌の動きが小さく，舌根（喉頭蓋）の筋力強化につながっていないことがわかったため再度指導し，〈歯リハ3〉を算定しました．また，根面板周囲のブラッシング指導に加えて，咀嚼能力の低下に対するガムトレーニングを指導し，〈実地指1〉と〈口腔機能指導加算〉を算定しました．

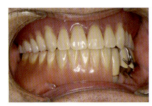 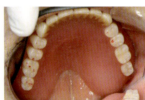 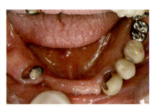

図6-8　再初診時から1カ月後の口腔内写真（20XX年7月23日）
上顎には仮義歯を装着し，下顎は 4│345 を根面板として新義歯を製作することになった．

カルテ

11/15		再診	58+1
	4│345	歯科疾患管理料　文書提供加算 残存歯（根面板の状態は良好） 粘膜面も安定してきた	100+10
		口腔機能管理料 口腔管理体制強化加算 歯リハ3 口腔機能のトレーニングは忘れるときもあるが，ほぼ毎日行っている．たまにむせるが回数は減った．舌回しとあいうべ体操を確認．舌をもっと大きく回すように 実地指1　口腔機能指導加算 根面板周囲の磨き方を指導（筆ブラシ使用） ガムトレーニングを指導	60 50 50 80+12
	7〜7 7〜7	下顎FDを新製するので旧義歯での評価を行う 有床義歯咀嚼機能検査1のロ（咀嚼能力測定・装着前） ：33 mg/dL　グミを割ることもできない 歯リハ1（困難） 左側の頬を噛んでしまうので，被蓋を深くする	140 124

（トレーニング状況の確認と指導）

（舌回しとガムトレーニングで指導内容が異なる）

第6章　普段の診療に＋α！　算定のポイント

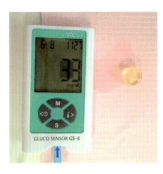

図6-9　下顎の新義歯装着前の有床義歯咀嚼機能検査（20XX年11月15日）
33mg/dLと非常に低い結果で，グミを割ることもできなかった．

口腔機能低下症への取り組み開始から6カ月以降の再評価

　再初診時から6カ月後（12月2日），義歯がなじんできたため，患者さんの都合も踏まえて下顎義歯の製作を始めました．また，歯科疾患の管理と療養上必要な指導を行うことで，〈長期管理加算〉を毎月算定できるようになりました．

カルテ

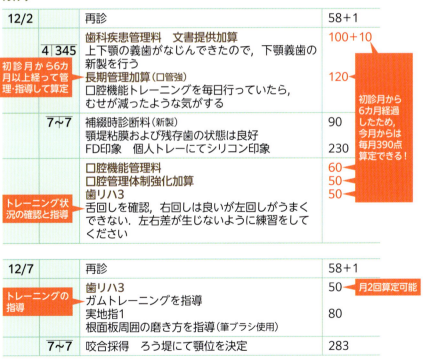

新義歯の装着時（12月17日）に有床義歯咀嚼機能検査（1のロ）を行ったところ，結果は57 mg/dLと低い数値で，〈装着前〉よりは上がったものの，依然としてグミを割ることすらできませんでした．さらに，普段飲み込む寸前までグミを噛み続けてもらい，吐き出させてみましたが，小豆大までしか粉砕できていないことがわかりました（図6-10）．そのため，咀嚼トレーニングとして，食事時は食べ物を左右15回ずつ噛んで食べることを意識するよう指導しました．

カルテ

12/17		再診 特に問題はなかった	58+1
	7~7	FD装着（レジン床総義歯）	2660
	4│345	人工歯（硬質レジン歯） 残根上義歯 新製有床義歯管理料（困難） 就寝前に義歯を専用洗剤で洗い，水につけて保管するよう指示	58+73 230
		有床義歯咀嚼機能検査1のロ （咀嚼能力測定・装着後1回目） ：57 mg/dL グミが硬くて割ることすらできない．飲み込む寸前で吐き出したグミ片も小豆大だった 咀嚼トレーニングを指導	140　装着後6カ月は月に1回算定できる

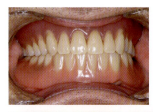
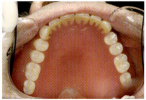
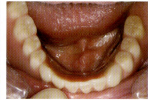

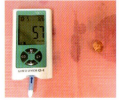
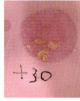

図6-10　新義歯装着時の口腔内写真と有床義歯咀嚼機能検査の結果（20XX年12月17日）
20秒間の咀嚼ではグミを割ることすらできず，30秒多く咀嚼させても小豆大までしか粉砕できなかった．

第6章 普段の診療に＋α！ 算定のポイント

SPTと口腔機能管理

　再初診の翌年（20XY年1月6日），補綴治療が終わったので，歯周病の重症化を防ぐために歯周精密検査を行いました．病状が安定していることを確認し，現在の状態を維持するためにSPT（歯周病安定期治療）に移行しました．一方で，義歯や口腔機能の管理も同時に行っていきます．

　義歯の調整時，頬に咬傷がみつかったため，以前に指導していたペットボトルトレーニングの確認を行ったところ，音がうるさく近所迷惑になるかと思い，しばらく実施していなかったとのことでした．そのため，音が出ないハンドマウス法を指導し，実践してもらうようにしました．また，舌回しは数回で舌根部に痛みを感じるとのことで，長続きしないと判断したため，歯科衛生士が根面板周囲のブラッシング指導に加えて，嚥下筋を強化するためスプーンプレスを指導しました．

　有床義歯咀嚼機能検査（1のロ）を今回も実施しましたが，基準値（100 mg/dL）には至りませんでした．

カルテ

1/6		再診	58+1
	4│345	歯科疾患管理料　文書提供加算 長期管理加算（口管強） 根面板の清掃は良好だが，マージン部に発赤	100+10 120
		歯周精密検査 部分的にポケットが4 mmあるが，病状は安定 1～3カ月の間隔で重症化予防をしていく SPT　口管強加算	100 200+120
	7~7	口腔機能管理料 口腔管理体制強化加算 歯リハ3 ペットボトルは音がうるさく習慣にならない ハンドマウス法を指導 実地指1　口腔機能指導加算 根面板周囲の磨き方を指導（筆ブラシ使用） スプーンプレスを指導	60 50 50 80+12
		歯リハ1（困難） 下唇小帯部に傷　調整 有床義歯咀嚼機能検査1のロ （咀嚼能力測定・装着後2回目） ※20XX/12/17装着 ：70 mg/dL　時間をかければ粉砕できる	124 140

（トレーニング状況の確認と指導）

（指導内容が異なる）

口腔機能低下症の再評価

再初診から9カ月が過ぎたSPT来院時（3月19日），この日はたまたま次の患者さんがキャンセルとなって時間ができ，患者さんの体調も良かったので，SPTと併せてすべての口腔機能精密検査を実施し，口腔機能低下症の再評価を行いました※.

口腔衛生状態は改善しましたが，舌圧検査が19.1 kPaと以前より低下してしまったので（図6-11-AB），舌回しとスプーンプレスを再確認し，1日2～3回程度行うように指導しました．また，歯科衛生士からは根面板周囲のブラッシング指導に加えて，ハンドマウス法の実施状況を確認し，指導しました.

一方，有床義歯咀嚼機能検査（1のロ）では，56 mg/dLと基準値には届きませんでしたが，＋19秒で細かく粉砕することができるようになりました（図6-11-CD）．つまり，少し時間をかければ十分な咀嚼能力を有するようになったと考えられます.

※ここでは有床義歯咀嚼機能検査（1のロ）の結果から「咀嚼機能低下」を判定し，他の6つの検査結果とあわせて口腔機能低下症の再評価を行っています.

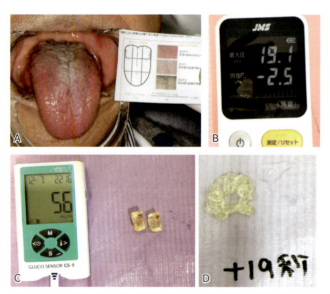

図6-11 再評価時の口腔機能低下症の検査結果（20XY年3月19日）
A：口腔衛生状態はTCI＝49％で正常になった.
B：舌圧は19.1 kPaで低下している.
CD：咀嚼機能検査の結果は56 mg/dLで，低下している．一方，＋19秒で細かく粉砕できるようになり，時間をかければ噛めるということがわかった.

第6章　普段の診療に＋α！　算定のポイント

別添2　口腔機能精密検査記録用紙

口腔機能精密検査　記録用紙

| 患者氏名 | Y. I | 生年月日 | 昭和17年　8月　2日（　76歳） | 男・女 |

計測日 20XY 年　3 月　19 日

下位症状	検査項目	該当基準	検査値	該当
①口腔衛生状態不良	舌背上の微生物数	3.162×10^6 CFU/mL 以上	CFU/mL	☐
	舌苔の付着程度	50%以上	49 ％	
②口腔乾燥	口腔粘膜湿潤度	27 未満	30.9	☐
	唾液量	2g/2 分以下		
③咬合力低下	咬合力検査	350N 未満（デンタルプレスケールⅡ・フィルタあり）500N 未満（デンタルプレスケールⅡ・フィルタなし）200N 未満（デンタルプレスケール）375N 未満（Oramo-bf）	N	✔
	残存歯数	20 本未満	0 本	
④舌口唇運動機能低下	オーラルディアドコキネシス	どれか1つでも，6回/秒未満	「パ」28 回/秒「タ」29 回/秒「カ」29 回/秒	✔
⑤ 低舌圧	舌圧検査	30kPa 未満	19.1 kPa	✔
⑥ 咀嚼機能低下	咀嚼能力検査	100mg/dL 未満	56 mg/dL	✔
	咀嚼能率スコア法	スコア 0，1，2		
⑦ 嚥下機能低下	嚥下スクリーニング検査（EAT-10）	3 点以上	点	✔
	自記式質問票（聖隷式嚥下質問紙）	A が1項目以上	1	

該当項目が3項目以上で「口腔機能低下症」と診断する。　**該当項目数：** 5

図6-12　再評価時の口腔機能精密検査記録用紙（20XY年3月19日）

カルテ

3/19			再診	58+1
			一度頬粘膜を噛んでしまったが，今は何でも食べられている	
			歯科疾患管理料　文書提供加算	100+10
			長期管理加算（口管強）	120
			まだ身体の一部となっていないのでゆっくり噛むことと，食事の前に舌回しでウォーミングアップをするように指導	
			SPT　口管強加算	200+120
		7～7	歯リハ1（困難）	124
			下唇小帯部に傷ー調整	
			有床義歯咀嚼機能検査1のロ	140
			（咀嚼能力測定・装着後3回目）	
			※20XX/12/17装着	
			：56 mg/dL　低下	
			＋19秒で細かく粉砕できた	
			口腔機能管理料	60
			口腔管理体制強化加算	50
			歯リハ3	50
			舌回しとスプーンプレスの確認と練習	
			実地指1　口腔機能指導加算	80+12
			根面板周囲の磨き方を指導（筆ブラシ使用）	
			ハンドマウス法のおかげで頬の内側が鍛えられ，頬粘膜を噛まなくなった	
			舌苔の付着：49%	
			残存歯数：0本　低下	
			嚥下質問紙：Aが1項目　低下	
			口腔粘膜湿潤度：30.9	
			オーラルディアドコキネシス：パ28，タ29，カ29，ラ30　低下	
			（※ただし回数はすべて増えた）	
			舌圧検査：19.1 kPa　低下	140

この結果から「咀嚼機能低下」を判定

トレーニング状況の確認と指導

指導内容が異なる

検査の算定

第6章 普段の診療に＋α！ 算定のポイント

再評価後

装着から6カ月後（5月31日），最後の有床義歯咀嚼機能検査（1のロ）を実施したところ，20秒間でグミを細かく粉砕することができるようになり，結果も163 mg/dLと基準値を大きく上回りました．また，舌圧も約2カ月の訓練で19.1→31.9 kPaと大幅にアップしました（**図6-13**）．

しかし口腔機能低下症は，再評価で一度検査の結果が改善されても，継続管理によって定期的に訓練状況などを確認し続けなければ，すぐにリバウンドしてしまう疾患です．歯周病やう蝕と同じように，油断できない口腔疾患であると考えます（**Q&A参照**）．

カルテ

5/31		再診	58+1
	4│345	歯科疾患管理料　文書提供加算 長期管理加算（口管強） 根面板周囲の歯肉の状態も良くなってきた SPT　口管強加算	100+10 120 200+120
		口腔機能管理料 口腔管理体制強化加算 歯リハ3 スポットポジションから前後運動を指導 毎日の習慣が身について食事も不安なく食べられるようになった 実地指1　口腔機能指導加算 根面板周囲の磨き方を指導（筆ブラシ使用） 唾液腺マッサージの指導	60 50 50 ← 指導内容が異なる 80+12
		有床義歯咀嚼機能検査1のロ （咀嚼能力測定・装着後5回目） ※20XX/12/17装着 ：163 mg/dL　20秒でもかなり細かく粉砕できるようになった 舌圧検査：31.9 kPa	140

（3カ月以内（3月19日）に算定しているため今回は算定できない）

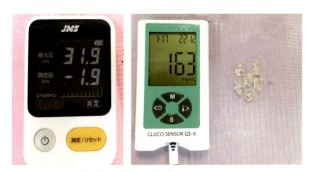

図6-13　再評価後の検査結果（20XY年5月31日）
舌圧は31.9kPa，咀嚼機能は163mg/dLと，ともに機能が改善した．特に咀嚼機能については，検査時間の20秒でグミが細かく砕けている様子が一目でわかる．

> 症例2：A.Mさん，初診時83歳（男性）
>
> 初診日：20XX年7月10日
> 上顎左側臼歯部に義歯が当たる痛みを訴えて来院．
> 全身疾患：気管支喘息，不整脈，パーキンソン病の治療を受けている．
>
>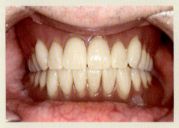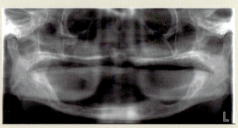
>
> 図6-14　初診時の口腔内写真
> 上下顎総義歯の人工歯がやや減ってはいるが，咬合接触に問題はない．上顎左側の結節部の傷と，頰粘膜に咬傷が認められる．

無歯顎患者における口腔機能低下症の診断と算定

　本症例では，まず7つの検査のうち，低下が確定している咬合力検査（残存歯数：0本）と，目視で明らかに低下が予想された舌苔の付着状況（TCI：77％），および口腔乾燥（口腔粘膜湿潤度：22.1）の検査を行い，3項目の低下を確認しました．この時点で「口腔機能低下症」という診断名がついたため，〈歯科疾患管理料〉が算定できます．

　歯科医師による義歯の調整後，口腔内のプラーク量が多いと誤嚥性肺炎のリスクが高まることを説明したうえで，舌苔と総義歯の清掃の重要性を理解してもらい，歯科疾患の管理を継続的に行う必要があると判断し，文書提供を行いました．口腔機能低下症の残りの検査は次回にまわし，歯科衛生士が舌ブラシによる舌苔の除去方法とガラガラうがいを指導したことで，〈実地指1〉と〈口腔機能指導加算〉を算定しました．

　初診から1週間後（7月17日），残りの4つの検査を行い，7項目すべての検査で低下がみられました（図6-15）．〈口腔機能管理料〉を算定したうえで，舌回しを中心とした訓練を指導し，〈歯リハ3〉も算定しました．

第6章 普段の診療に＋α！ 算定のポイント

カルテ

7/10		初診	267
	7↑7	歯リハ1（有床義歯，困難） 上顎左側結節部に当たる床縁を削合	124
	口腔機能 低下症	口腔機能低下の症状がみられるため検査を行う 舌苔の付着：77%　低下 口腔粘膜湿潤度：22.1　低下 残存歯数：0本　低下 3つの検査項目が該当したため，口腔機能低下症と診断 歯科疾患管理料　文書提供加算	80＋10
		実地指1　口腔機能指導加算 舌ブラシの使い方とガラガラうがいを指導	80＋12
7/17		再診	58＋1
		咀嚼能力検査：83mg/dL　低下 舌圧検査：20.5kPa　低下	140 140
	口腔機能 低下症	嚥下質問紙：Aが4項目　低下 オーラルディアドコキネシス： パ21，タ20，カ18　低下 7項目中7項目が低下　口腔機能低下症と診断	
		口腔機能管理料 口腔管理体制強化加算 歯リハ3 舌回しとガムトレーニングを指導	60 50 50

> 口腔機能低下症という病名がつけば，歯が1本もなくても算定できる！

> 検査の算定（この2つは同時算定が可能）

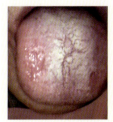
■口腔衛生状態：TCIは77%で不良である．

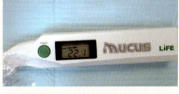
■口腔乾燥：口腔粘膜湿潤度は22.1で低下している．

■咬合力：残存歯数は0本で低下している．

■舌口唇運動機能：パ：21，タ：20，カ：18回/5秒で低下している．

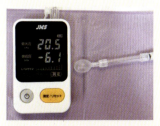
■舌圧：20.5kPaで低下している．

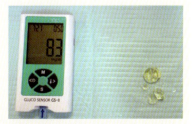
■咀嚼機能：咀嚼能力検査は83mg/dLで低下している．

■嚥下機能：聖隷式嚥下質問紙のAの4項目が該当し，低下している．

図6-15　口腔機能低下症の検査結果（20XX年7月10日，17日）

初診から2週間後（7月24日）に，義歯の調整と舌回しなどの訓練の確認を行いました．また，前回実施した舌口唇運動機能の検査（オーラルディアドコキネシス）で「カ」の回数が一番低かったことから，「カ」が発音しづらいと嚥下機能に問題が出ることを伝えたうえで，家でも発音練習をするよう指導しました．

カルテ

7/24		再診	58＋1
	7～7	1⎸1部の粘膜に傷　義歯内面を削合	
	口腔機能低下症	歯リハ3 舌回しの確認と「カ」の発音練習	50 ← 月2回算定可能

　これまで無歯顎患者の場合，〈歯リハ1〉の算定はできても，〈歯科疾患管理料〉や〈実地指〉は口内炎など一部の口腔疾患でしか算定ができませんでした．しかし，令和6年度診療報酬改定によって，本症例のように「口腔機能低下症」という病名がつけば，歯が1本もなくても〈歯科疾患管理料〉や〈口腔機能管理料〉を月に1回算定できるようになりました．無歯顎患者にも，義歯調整が必要なときに来院してもらうのではなく，定期的に口腔機能が低下しないように管理する体制をとることが求められる時代になったということです．咬合や咀嚼機能だけではなく，嚥下機能まで含めた口腔機能全体を診ることができる歯科医院を増やし，最期まで口から食べさせてあげましょう．

参考文献
1) 厚生労働省：令和4年社会医療診療行為別統計の概況．2022.
　 https://www.mhlw.go.jp/toukei/saikin/hw/sinryo/tyosa22/
2) 日本歯科医学会：口腔機能低下症に関する基本的な考え方（令和6年3月）.
　 https://www.jads.jp/assets/pdf/basic/r06/document-240329.pdf
3) 全国保険医団体連合会：歯科保険診療の研究　2024年4月版．2024.

第 7 章

口腔機能低下症への
取り組みによって
症状が改善した症例

　口腔機能低下症のすべての患者さんに症状の改善がみられるわけではありません．大事なのは「急激に症状を悪化させないこと」です．口腔機能低下症において，"現状維持"の状態であれば，改善傾向にあると判断してよいと考えています．本章では，普段のメインテナンスのなかで口腔機能低下症に取り組んだことで，患者さんの口腔機能が維持され，さらに大きな信頼関係が築けた症例をご紹介します．

1 「義歯だから仕方ない」といって諦めなかった症例

※本章でご紹介する記録などは，当時の算定要件に従って記しています．

症例：Oさん（男性，初診時84歳）

初 診 日：2017年12月
全 身 疾 患：高血圧症，脂質異常症，逆流性食道炎のため，かかりつけ内科で服薬治療中．狭心症，胆嚢癌，胃癌の既往歴あり．
喫 煙 習 慣：なし
性　　　格：おおらかで温和
趣　　　味：釣り，カラオケ
生 活 状 況：娘家族との二世帯住宅内で，夫婦で暮らしている．
初診時の主訴：食事するたびに上の歯ぐきが押されて，できものに当たって痛い．硬いものがよく噛めない．おいしく食べられない．

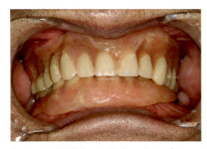 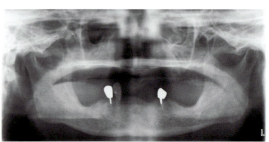

図7-1　初診時の口腔内写真とパノラマX線写真（2017年12月）
装着していた義歯は10年前から修理を重ねながら使用しているとのことだったが，適合しておらず，上顎小帯部に腫瘤ができていた．下顎の義歯が見えないくらい咬合高径は低下しており，|3 は歯根破折していた．

口腔機能低下症の検査の導入

　初診時の訴えから，当院で新しく義歯を作製することになりました．同時に「硬いものがよく噛めない」「おいしく食べられない」という訴えもあったことから，現状と原因を探り理解してもらうために，まず咀嚼能力検査を実施してみました（グルコセンサー GS-Ⅱによる）．

　その結果，33 mg/dL とかなり咀嚼機能が低下していることがわかりました．グミの形状もほとんど原型のままだったので，いかに噛めていないかが一目瞭然で，患者さん自身も「何とか噛めるようになりたい」と意欲的になり，他の検査も行うことになりました．

　続いて，口腔乾燥の状態を測定するためサクソンテスト※を行いました．値

は 0.013 g／2 分と低く，口腔乾燥ありと判定されました．しかし口腔内の視診では潤いはあり，乾燥がひどい様子は認められなかったため，計測するガーゼの量や時間などが適切でなかった可能性があります．

口腔衛生状態は，よく噛めていないせいか TCI＝70％と舌苔が多く，嚥下機能低下の問診票では A に 6 項目の自覚症状があり，特に「食べるのが遅くなった」ことから，舌圧も低下しているのではないかと予測しました．結果は 26.0 kPa とやや低下していることがわかりました．

舌口唇運動機能についても，オーラルディアドコキネシスでパ：26，タ：26，カ：24 回/秒（ラ：20 回/秒）とどの音も低下が認められました．結果として，7 項目すべてが該当し，口腔機能低下症と診断されました（図7-2）．

※当時は口腔機能低下症に取り組み始めたばかりで，まだムーカスを購入していなかった．

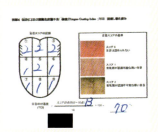
①口腔衛生状態：TCI＝70％で不良．よく噛めていないことが原因と考えられる．

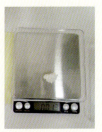
②口腔乾燥：サクソンテストで0.013g/2分で口腔乾燥あり．

③咬合力：残存歯3本で，低下している．

④舌口唇運動機能：パ26，タ：26，カ：24回/5秒で低下している．

⑤舌圧：26.0k Paで低下している．

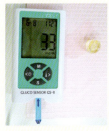
⑥咀嚼機能：33 mg/dLで低下している．グミも原型をとどめており，ほとんど噛めていない．

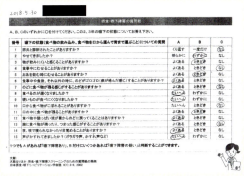
⑦嚥下機能：聖隷式質問紙でAが6項目該当しており，低下している．

図7-2 初回の口腔機能低下症の検査結果（2018年5月）

この結果は患者さんにとって大きな動機付けとなり，新義歯を作製する準備段階の一環として，口腔機能低下症に対する訓練（ガラガラうがい→舌回し→あいうべ体操→ペットボトルトレーニング）を指導しました（図7-3）．

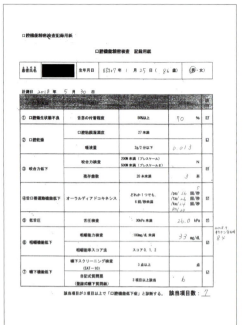

図7-3 初回の口腔機能精密検査記録用紙と管理計画書（2018年5月）
主訴と口腔機能低下症の検査結果を踏まえて，今後の目標と管理方針を管理計画書に記入し，患者さんに渡して共有した．

【管理方針・目標（ゴール）・治療予定等】
残存歯のプラークコントロールの確立とともに，新義歯を作製する過程で，低下が著しい咀嚼機能や嚥下機能向上のためのトレーニングを行ってもらい，新義歯でよく食事ができることを目指す

新義歯の装着

　新義歯を作製し，装着して間もなく有床義歯咀嚼機能検査（1-ロ）を行いました．結果は84 mg/dLで，グミもまだ細かく噛み砕けてはいませんが，患者さんは「前よりもずっと力を入れて噛むことができる」と喜んでいました（図7-4, 5）．

　その後，新義歯で徐々に噛み合わせを調整しながら，トレーニングを続けて口腔周囲筋も鍛えてもらいました．

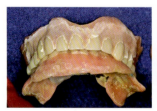 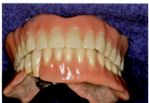 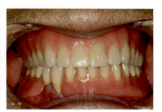

図7-4 旧義歯と新義歯，および新義歯を装着した口腔内正面観写真

第7章 口腔機能低下症への取り組みによって症状が改善した症例

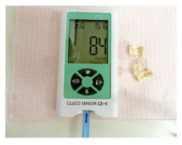

図7-5 新義歯装着後に行った有床義歯咀嚼機能検査の結果（2018年9月）
まだ正常範囲には達していないが，旧義歯の装着時に行った初回検査時（33mg/dL）よりは2倍以上の数値になっている．

口腔機能低下症の再評価

　新義歯を装着してから2年が経過したころ，口腔機能低下症の再評価検査を行いました．この間，最愛の奥さまを亡くされたことがきっかけで，ご自身がうつ病になり，来院が途絶えた時期もありましたが，ご家族の支えもあり元気になられて，笑顔でいらっしゃるようになったころです．

　以前よりも少しセルフケアのレベルが落ちた印象は受けましたが，義歯はよく保たれ，舌苔の付着量も多くはありませんでした（**図7-6**）．様子を伺ったところ，トレーニングは体調が悪いときもできるだけ続けていたそうで，「食べることには困らなかった」とお話ししてくださいました．

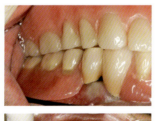
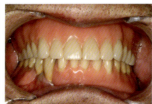
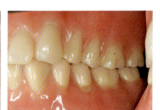
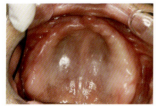
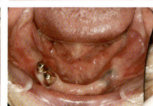

図7-6 再評価時の口腔内写真（2020年10月）

　検査の結果，舌苔の付着程度は38％と減少し，ムーカスによる検査では28.4と，口腔乾燥も認められませんでした．咀嚼能力検査も122mg/dLで，基準値を上回っています．

　舌圧検査は28.0 kpaと基準値に近づき，オーラルディアドコキネシスもパ：27，タ：30，カ：28と初回の検査時よりも向上しました．

　嚥下機能の問診票では「硬いものがたくさん食べれるようになった」と嬉し

そうに答えられ，Aは2項目だけでした．2年の間に義歯と口腔周囲組織がしっかりとなじんで，うまく機能してきたのだと思います．まだ口腔機能低下症の状態ではありますが，検査の結果は初回に比べて大きく改善されました（図7-7）．

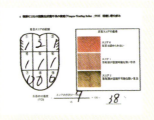
①口腔衛生状態：TCI＝38％で正常．

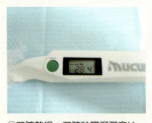
②口腔乾燥：口腔粘膜湿潤度は28.4で正常．

③咬合力：残存歯2本で低下している．

④舌口唇運動機能：パ：27，タ：30，カ：28回/5秒で低下している．

⑤舌圧：28.0 kPaで低下している．

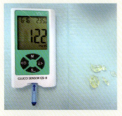
⑥咀嚼機能：咀嚼能力検査で122 mg/dLで正常．

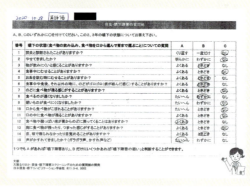
⑦嚥下機能：聖隷式質問紙でAが2項目該当しており，低下している．

図7-7　口腔機能低下症の再評価時の検査結果（2020年10月）

現在

　その後も2カ月に一度のメインテナンスに欠かさず来院し，「90歳になってもなんでも食べられることがとても幸せ」「もしトレーニングを教えてもらっていなかったら，何も食べられなくなってとっくに死んでしまっていたと思うよ」と感謝の言葉をいただきます．

　最近胃癌が再発して，近く入院が予定されているそうですが，「最期まで自分の口から食べ物をおいしく食べることを目標に，病気と向き合っていく」と強い意志をみせてくれました．

　直近のメインテナンス時に再度，有床義歯咀嚼機能検査を行いました．結果は182 mg/dLと高かったのですが，グミがよく砕けていなかったので，もう一度時間制限なしに飲み込む寸前まで噛み続けてもらいました．時間の制限がなければ，よく砕けていることがわかります（図7-8, 9）．

第7章　口腔機能低下症への取り組みによって症状が改善した症例

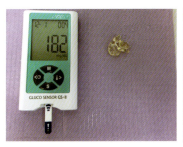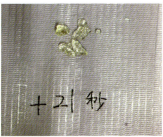

図7-8　直近の有床義歯咀嚼機能検査の結果（2022年4月）

メインテナンス時に「毎日のトレーニングの成果をみてみましょう」と検査を行ってみたところ，高い数値が出てはいるが，グミはよく噛み砕けていなかった．しかし検査とは別に＋21秒で噛ませてみるとよく噛み砕けたことから，時間をかければしっかり噛んで食べられていることがわかる．

図7-9　口腔機能低下症の管理指導記録簿（2018年9月～2022年4月）

2カ月に一度のメインテナンス時に，口腔機能の状態も確認し，変化があったことを記録する．当院ではトレーニングが習慣付いているかを特に確認し，不足しているところは再度指導する．

2 咬合力が強くても口腔機能が低下していた症例

症例：Tさん（男性，初診時74歳）

初　診　日：2014年11月
全　身　疾　患：高血圧症，心房細動，高尿酸血症のため，2年前よりかかりつけ内科にて内服治療中．
喫　煙　習　慣：なし
性　　　格：几帳面で，何ごとにも前向き．
生　活　状　況：夫婦で2人暮らし．健康に対する意識が高く，当院にも電車に乗らずに40分かけて徒歩で来院する．以前はゴルフが趣味だった．硬いもの（ナッツやリンゴなど）をよく好んで食べている．
口腔清掃状況：一日朝夜の2回，歯ブラシと歯間ブラシを用いて，10分間くらい磨いている．
初診時の主訴：8」の抜歯を前医で勧められたが不安になり，かかりつけ内科の主治医に相談して，当院を紹介され来院．できれば抜きたくないという希望．酸味のある食べ物で臼歯部の咬合面がしみる．

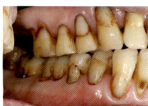
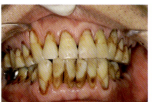
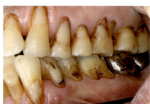
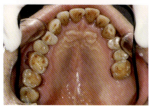
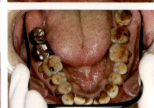
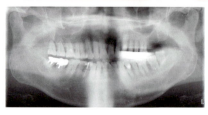

図7-10　初診時の口腔内写真とパノラマX線写真（2014年11月）

臼歯部の咬合は1級だが，前歯部は切端咬合でフルバランスで当たり，全体的に咬耗が著しい．主訴からも咬合力が強いことがうかがえるが，今までマウスピースを使用したことはないとのこと．

口腔機能低下症の検査の導入

　初診以来，セルフケアの確立とともに"炎症"と"力"のコントロールに目を向けて，治療やメインテナンスを継続してきました（図7-11）．この方は年齢にしては体格がよく，姿勢もしっかりしていて社交的でもあります．口腔内も残存歯が多く，咬耗の状態や力の関与による症状を観察すると，咬合力をはじめとする口腔機能はまだ低下していないと考えていました．患者さん自身もセルフケアを極めることが好きで，自信があり，マウスピースの消耗が早いのも「まだまだ噛む力があるということだから」と，状態を前向きに捉えている様子でした．

　初診から5年が経ったころ，咬耗が進行していた歯が歯冠破折を起こし，久しぶりに治療をすることになりました．タービンからの水を口腔内に溜めているのがつらそうな様子だったので，一度ユニットを起こしてうがいをしてもらいました．そのとき，口腔機能の状態を観察するために，水を含んだまま上を向いて喉のガラガラうがいを促したところ，すぐに激しくむせてしまったのです．一生懸命磨くことで良好な口腔環境を維持していることに自信があった患者さんは，この出来事に，私たち以上にショックを受けたようでした．そしてこれをきっかけに，口腔機能低下症の検査を行うことになりました．

　その結果，口腔衛生状態，舌口唇運動機能，舌圧，嚥下機能の低下が認められました．また，残存歯数が29本で咬合力は正常とみなされ，咬耗の状態からも咀嚼機能は低下していないだろうと予測していたのですが，咀嚼能力検査の結果は基準値よりも大幅に低く，グミもほとんど噛み砕けていませんでした（図7-12，13）．

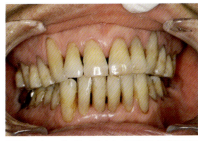 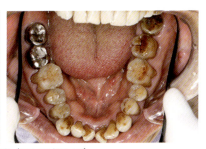

図7-11　メインテナンス時の口腔内写真（2016年5月）
治療後，メインテナンスで2カ月ごとに通院するようになり，セルフケアも定着して，口腔内の状態はほぼ安定している．就寝時にマウスピースを使用しているが，マウスピースに穴が開いてしまうスピードが早いので，クレンチングが強いことがうかがえる．また就寝時に口呼吸の習癖があり，普段の口腔乾燥はあまり気にならないものの，舌苔の付着量がやや多い．

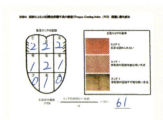

①口腔衛生状態：TCI = 61％で不良．

②口腔乾燥：口腔粘膜湿潤度は29.4で，口腔乾燥は認められない．

③咬合力：残存歯29本で正常．

④舌口唇運動機能：パ：24，タ：25，カ：26回/5秒で低下している．

⑤舌圧：21.5 kPaで低下している．

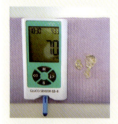

⑥咀嚼機能：咀嚼能力検査で70mg/dLで低下している．グミもほとんど噛み砕けていない．

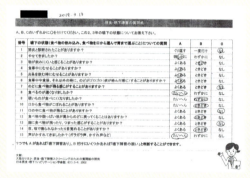

⑦嚥下機能：Aが6項目該当しており，低下している．

図7-12　初回の口腔機能低下症の検査結果（2019年3月）

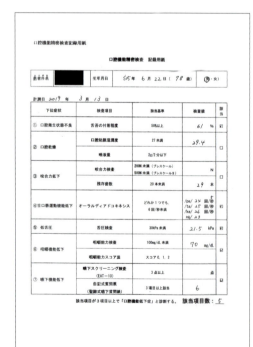

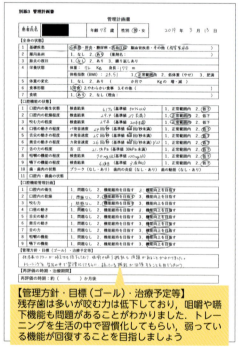

【管理方針・目標（ゴール）・治療予定等】
残存歯は多いが咬む力は低下しており，咀嚼や嚥下機能も問題があることがわかりました．トレーニングを生活の中で習慣化してもらい，弱っている機能が回復することを目指しましょう

図7-13　初回の口腔機能精密検査記録用紙と管理計画書（2019年3月）

患者さんの口腔内の状態と，口腔機能低下症の検査結果を踏まえて，今後の目標と管理方針を管理計画書に記入し，患者さんに渡して共有した．

138

トレーニング開始後に起きた歯のトラブル

　口腔機能低下症に対するトレーニングを指導し，熱心に取り組んでいる最中に，1⏉に打診痛と咬合時の違和感が現れました．「硬い柿の中に入っていた種を気づかずに前歯で噛んでしまった」という訴えがきっかけでした．

　しばらく経過観察していましたが，次第に根尖に透過像とサイナストラクトが，そして動揺と，唇側中央に出血・排膿を伴う7mmの歯周ポケットが認められるようになり，セメント質剝離を疑い，歯肉剝離搔爬術で剝離片を除去しました．

　術後，歯周ポケットからの出血，排膿は収まり，X線写真で根尖周囲の透過像も消失してきました．症状が進行したのは硬い物を噛んだことがきっかけだと思われますが，セメント質剝離自体はもっと以前から生じていた可能性があります．早期に処置を行ったことで進行は防げていますが，このような加齢による歯質の低下も，口腔機能低下症と深く関わっているのかもしれないと考えさせられました（**図7-14**）．

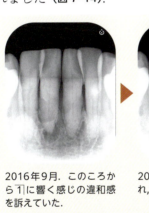
2016年9月．このころから1⏉に響く感じの違和感を訴えていた．

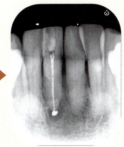
2019年5月．1⏉に排膿とサイナストラクトが認められ，根管治療へ．

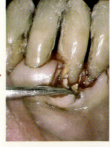
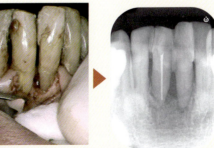
2020年1月．歯肉剝離搔爬術によって剝離片を除去し，粗造な根面を滑沢にした．

2022年3月．排膿と出血は治まり，透過像も消失してきている．

図7-14　セメント質剝離に対して行った手術と経過

口腔機能低下症の再評価

　その後，口腔機能低下症のトレーニングに加えて，TCHと口呼吸の防止のためのトレーニングも指導し，併せて行ってもらっています．ブラッシングのセルフケアの習慣のように，各トレーニングを一日の生活のなかに組み込んでもらうようにすると，自然なサイクルのように負担なく習慣化していくようです．

　最初に口腔機能低下症を検査した日から毎日トレーニングを続けてもらって，約2年後に再評価検査を行いました．結果，「低下している」と認められたのは舌圧と舌口唇運動機能だけになっていました（図7-15～17）．嚥下機能低下に関する問診（聖隷式質問紙）でも，「以前よりも食事中や飲み物を飲むときにむせることがほとんどなくなり，喉がゴロゴロして痰が絡む感じもなくなった」と答えています．

　残存歯数が多く，変わりなく機能しているようにみえても，歯や口腔機能のどこかから少しずつ低下が始まり，そこから全体の低下につながっていくこと，そして患者さんに対する過信や先入観をなくし，よく観察することの大切さを学びました．

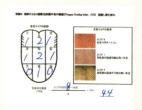
①口腔衛生状態：TCI＝44％で正常．

②口腔乾燥：口腔粘膜湿潤度は29.4で正常．

③咬合力：残存歯29本で正常．

④舌口唇運動機能：パ：33，タ：29，カ：27回/5秒で低下しているが，「パ」はよく言えるようになった．

⑤舌圧：29.3 kPaで基準値にはやや満たないが，以前より向上している．

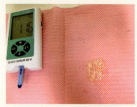
⑥咀嚼機能：咀嚼能力検査で116 mg/dLと基準値を上回り，グミもよく噛み砕けている．

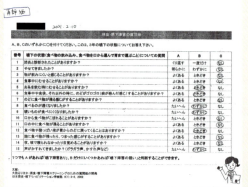
⑦嚥下機能：聖隷式質問紙でA項目は該当なし．

図7-15　口腔機能低下症の再評価時の検査結果（2021年2月）

第7章 口腔機能低下症への取り組みによって症状が改善した症例

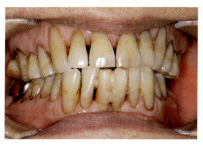
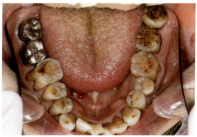

図7-16 口腔機能低下症の再評価後の口腔内写真（2021年4月）

セルフケアのレベルはまだ衰えておらず、プラークの付着量は少ないが、舌苔がまだ少し目立つ。口呼吸を鼻呼吸にできるよう、TCHへのトレーニングの際に深呼吸をしたり、寝るときに口にテープを貼ったりして、患者さん自身で口腔機能の低下を防ぐ意識をしてもらっている。

図7-17 口腔機能低下症の管理指導記録簿（2019年5月～2021年2月）

残存歯が多いとメインテナンス時にう蝕や歯周病予防のプロケアに時間がかかるが、変化があった項目をプロケアを行っている最中に一緒に確認し、記録していくことで、次回来院時に改善しているかどうかも患者さんと共有できる。

141

Q&A

　検査や訓練のこと，算定のこと，スタッフのモチベーションのことなど，"フツーの歯科医院"で口腔機能低下症に実際に取り組もうとしたとき，現場ではさまざまな疑問や悩みが発生します．本項では，実際に読者から寄せられた質問に，さらに詳しく実情にそってお答えします！

検査について

Q　検査時間の目安はどのくらいですか？

　機器の準備や片付けも含めて，以下の時間を目安としています．7つの検査すべてを同時にやろうとすると，最短でも25分，最長で40分近くかかりますし，実際には検査後に指導をする時間も必要なので，すべての検査を同日に行うことはほとんどありません．"フツーの歯科医院"のメインテナンス・SPTのなかで検査を実施するには，2回以上に分けたほうがお勧めです．

検査時間の目安

下位症状	検査項目	目安時間
①口腔衛生状態不良	舌苔の付着程度	30秒
②口腔乾燥	口腔粘膜湿潤度(ムーカス)	1分
	唾液量(サクソンテスト)	4分
③咬合力低下	咬合力検査(Oramo-bf)	1分
	残存歯数	30秒
④舌口唇運動機能低下	オーラルディアドコキネシス	3分
⑤低舌圧	舌圧検査(JMS舌圧測定器)	5分
⑥咀嚼機能低下	咀嚼能力検査(グルコセンサーGS-Ⅱ)	5〜10分
⑦嚥下機能低下	聖隷式嚥下質問紙	5〜10分

どうすればメインテナンス・SPTのなかで効率的に検査を実施できますか？

A　患者さんの症状にもよりますが，当院では通常45分のチェアタイムで，次のような流れで検査を取り入れています．メインテナンス・SPTで行う処置メニューのなかに，できる検査を取り入れる感覚です．

チェアタイムにおける検査導入のタイミング

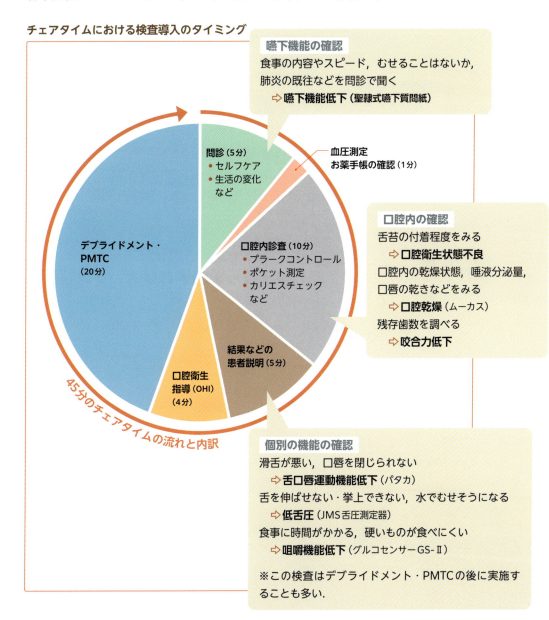

45分のチェアタイムの流れと内訳

ただしこれはあくまで一例で，例えば問診時に滑舌が気になればその場でオーラルディアドコキネシスを行ってもよいでしょう．スケーリング中にタービンの水でむせたら治療を中断して，その間に聖隷式嚥下質問紙で症状を確認することもあります．また，義歯の製作・調整時に行う咀嚼機能検査をきっかけにするのも有効です（▶第6章）．

　大事なのは，口腔機能低下の症状（サイン）に気づいたときに，その症状とつながる検査を1つでもよいので随時行い，導入していくことです．

DHからもう一言！

　歯科衛生士がメインテナンス・SPT時に「口腔周囲の機能にも目を向ける」という意識をもつことがまずは必要です．歯科医師と同じように，口腔機能低下の症状がどういうものかを知り（▶第4章），最初の問診時からアンテナをはって，サインがないかを観察します．今までのメインテナンス・SPTメニューの中に，歯科衛生士による口腔機能の観察を取り入れていくと，患者さん自身も徐々に口腔機能を守ろうという意識をもつようになっていきます．

Q 実際のところ，どの検査から実施すればよいかの判断が難しいです．

A　基本的には**症状から低下が疑われる項目の検査**，または**メインテナンス・SPTの流れで実施しやすい検査**から行いますが，最初の検査で3項目が引っかかればその時点で口腔機能低下症の診断名がつき，算定も有利になりますので，**低下率が高い項目から検査を実施する**というのも1つの手です．

　当院でこれまでにおよそ700名の患者に実施した結果，低下率が高かったのは「口腔衛生状態不良」「舌口唇運動機能低下」「低舌圧」の3項目でした．このあたりから検査を始めてもよいかと思います．

松島歯科医院の患者における口腔機能の低下率

下位症状	検査項目	検査人数	低下率
①口腔衛生状態不良	舌苔の付着程度	361名	76%
②口腔乾燥	口腔粘膜湿潤度（ムーカス）	390名	27%
③咬合力低下	残存歯数	701名	22%
	咬合力検査（Oramo-bf）	377名	24%
④舌口唇運動機能低下	オーラルディアドコキネシス	351名	64%
⑤低舌圧	舌圧検査（JMS舌圧測定器）	380名	50%
⑥咀嚼機能低下	咀嚼能力検査（グルコセンサーGS-Ⅱ）	274名	15%
⑦嚥下機能低下	聖隷式嚥下質問紙	438名	35%

Q 歯科医療者からみて「口腔機能が低下していそうだな」と思っても，患者さんが自覚できるような症状があまりないときは，どうやって検査を勧めればいいのでしょうか？

A 歯科医療者が気づいた口腔機能低下症のサインを患者さんに伝えて，自覚してもらうことがまず重要ですが，自覚できる症状がなく，関心も低いという方は実際少なくありません．そのような場合は，「どの機能が良くて，どの機能が悪くなりそうか，『お口の健康診断』をしてみませんか？」と聞いてみましょう．

DHからもう一言！

患者さん自身に口腔機能低下症の自覚や関心がなくても，患者さんの両親や身内の方について聞いてみると，食事中にむせる様子や，誤嚥性肺炎の症状を見たことがあるという方は多くいます．そのような身近な問題から，「いつかそのようなことになってしまうのを防ぐために，"現在の自分の状態を知るための検査"をしませんか」と促す方法も有効です．

口腔機能管理について

Q 7つの検査を行い，口腔機能低下症と診断された後，口腔機能管理の指導を行う間隔はどのように決定しますか？

A 口腔機能管理も検査と同様に，メインテナンス・SPTで行う処置メニューに取り入れ，通常の歯科疾患の管理と一緒に実施していきます．歯周病やう蝕のリスクが高い患者さんほど，口腔機能の面でもフォローが必要な方が多いため，そのようなケースは指導の間隔を短めにしています．一般的に，高齢になるほど間隔は短くなりますが，だいたい1〜2カ月ごと，長くても3カ月程度です．

DHからもう一言！

歯科衛生士は普段のメインテナンス・SPTにおいて，患者さんの"以前からの変化"をみて，何を・どうサポートするかを決めていると思います．口腔機能管理についても同じように，必要なサポートを優先的に行いながら，訓練の確認をしていきます．高齢者の多くはたくさんのサポートが必要であることは事実ですが，やりすぎるとかえってやる気を削いでしまうこともあるため，「個々の状態に合わせた管理内容と適切な期間」を考えることが大切です．

Q 口腔機能低下症と診断されても，患者さんが訓練を継続してくれません．

A 最初は指導する訓練を**最も必要な1種類**に絞ってもいいと思います．ブラッシングの習慣と同様に，"自分でケアし続けないと悪くなる"という意識が根づくまでは時間がかかります．また「機能訓練」と言うと，患者さんにとってはキツい・つらいというイメージがあるため，女性に対しては「アンチエイジング」「ほうれい線がなくなりますよ！」，男性には「ビールの

のど越しがいっそう良くなっておいしく感じますよ！」といった声かけも効果的です．

　一方で，患者さんが歯科医院に通い続けているという意識を尊重することがまず大切です．そのうえで「歯と一緒に口腔機能も守る」という気持ちをもってもらうために，来院のたびに口腔衛生と口腔機能の指導を必ずセットで行うことを続けています．

DHからもう一言！

　歯科衛生士が単独で指導するのではなく，歯科医師にもチェックしてもらうことで，口腔機能管理が"疾患の治療"であることを患者さんが意識してくれる場合もあります．また，歯科医師と歯科衛生士が情報共有している様子が患者さんに伝わると，「こんなに詳しく自分のことをわかって，みてくれているんだ」という特別感や信頼度アップにつながり，「今のところ困ってはいないけど，やってみたほうがいいかな……？」とモチベーションが上がって行動するようになります．

Q 口腔機能低下症以外にも歯科的な問題がある患者さんに指導をする場合，何から行えばいいのでしょうか？

A　その患者さんにとって，一番に解決すべき問題が何かを判断し，その問題への指導を最優先に行います．例えば，プラークコントロールが悪ければまずTBIを優先して行いますし，「顎関節が痛くて口が開きづらい」といった訴えがあって，クレンチングなどが原因であればマウスピースの製作や顎のストレッチを行います．

　口腔機能の問題に取り組むのは，そういった最優先課題が解決してからでも遅くありません．一方，歯科治療中に口腔内に水が溜められず，処置に支障が出るような場合などは，口腔機能の改善を優先課題の１つにしてもよいでしょう．

> DHからもう一言！
>
> 　どのような歯科的問題であっても，まず行うべきは口腔衛生指導（OHI）だと考えますが，患者さんのプラークの性状や量が口腔機能低下と関連していることも少なくありません．例えば，口腔衛生状態不良（舌苔の付着）や口腔乾燥などは，プラークと関連付けして観察しやすい症状です（▶第4章）．口腔機能の低下と歯科疾患は関連があることを理解してもらったうえで，比較的セットで行いやすい「ブラッシングと舌回し」の指導から訓練を導入するのもよいと思います．

Q 検査の結果，口腔機能低下症と診断されなくても，低下している項目があれば指導をしたほうがよいのでしょうか？　低下している項目が1つもない場合はどうすればいいですか？

A 　口腔機能は，「基準値以上なら大丈夫」というものではありません．今は問題がなくても，高齢者であれば加齢に伴い必ず低下してくるので，低下のスピードを遅らせるための指導をすることが望ましいです．検査の結果がそれほど重度でなかったり，低下している項目が1つもないような場合は，「今の結果が良いのも，歯を守るためにご自身で磨いて，歯科医院に通ってメインテナンスをしているおかげですね」とまず伝えましょう．そのうえで，「でもお口周りの筋肉が弱ってしまったら，その守っている歯で食べることができなくなってしまうのですよ」といったように，将来を予測してもらえるような言葉をかけ，可能であればひとまず「舌回し」だけ指導してください．舌回しは，主に喉頭蓋の動きに関わる舌根近くの筋肉を鍛えることで誤嚥を防止する訓練ですが，同時に滑舌や唾液分泌量を改善したり，舌や頬の咬傷防止になったりと，万能な効果が期待できるためです．

　また，令和6年の診療報酬改定で，**口腔機能低下症と診断されなくても口腔機能に関わる指導を実施すれば〈歯科衛生士実地指導料1〉に〈口腔機能指導加算〉が算定できる**ようになりました．つまり，普段のTBIなどにプラスして訓練などの指導を行うことは，歯科医院にとってメリットがあるわけです．
（▶第6章）

Q 再評価の時点で改善がみられて疑い病名に移行した場合，機能維持を目指して訓練を指導しても，口腔機能管理料は算定できなくなるのでしょうか？

A 「口腔機能低下症に関する基本的な考え方（令和6年3月　日本歯科医学会）」のなかに，次のような一節があります．

> 再評価時に口腔機能精密検査での低下の該当項目が 2 項目以下となった場合には「口腔機能低下症からの回復（治癒）」と考えられるが，口腔疾患の重症化予防および長期的な継続管理の重要性の観点から，管理の中止により再び口腔機能低下をきたす可能性があると総合的に判断される場合には，患者の同意を得たうえで管理を継続する．

つまり，管理し続けなければまたすぐに機能の低下を引き起こしてしまいそうな患者に対しては，継続して管理を行い，口腔機能管理料を算定することができると考えられます．

　口腔機能も歯周病やう蝕と同じように，安定した状態を維持するためには継続的な管理が必要です．そのため，管理の途中で機能低下の症状の改善がみられても，管理を中断することはありません．

その他

Q 医院全体で口腔機能低下症に取り組むにあたり，歯科衛生士のやる気を引き出すコツはありますか？

A 歯科衛生士にあれこれやってもらう前に，まずは歯科医師が手本を示しましょう！　歯科医師が率先してやれば，歯科衛生士も自然とまねしてついてきてくれますよ．そのうえで，歯科衛生士にとって口腔機能低下症への取り組みは，オーラルフレイルや全身のフレイルを予防することにつながり，患者さんとの会話も弾んで信頼度を高める大きな武器になり，活躍の場が広がることを伝えましょう．

DHからもう一言！

　歯科衛生士として歯周病やう蝕の管理にプラスして口腔機能の管理を行うことは，その患者さんとより深く，より長く関わっていくことにつながります．私自身も，一人の患者さんを診続けられる喜びと，患者さんから感謝され，さらなるやりがいが生まれていることを実感しています．
　患者さんと長くお付き合いしていきたいと思っている歯科衛生士さんには，絶対オススメの取り組みです！

【著者略歴】

松島　良次
（まつしま　りょうじ）
1984年　城西歯科大学（現・明海大学）卒業
1984年　医療法人社団高輪会にて勤務
1987年　松島歯科医院（東京都目黒区）開業
2011年　東京歯科保険医協会会長
日本歯周病学会，日本臨床歯周病学会，日本歯科医療管理学会，
スタディグループ救歯会，東京都目黒区歯科医師会，臨床歯科を語る会所属

塚本　佳子
（つかもと　よしこ）
1988年　歯友会歯科技術専門学校（現　明倫短期大学）卒業
1990年　黒田歯科医院（東京都千代田区）勤務
2012年～松島歯科医院（東京都目黒区）勤務
日本臨床歯周病学会（認定歯科衛生士），
スタディグループ キューシーハニー（救歯会ハイジニストクラブ）所属

フツーの歯科医院でもムリなくできる
スタートアップ！口腔機能低下症　第2版　ISBN978-4-263-42328-8

2022年9月10日	第1版第1刷発行
2024年1月25日	第1版第2刷発行
2024年9月25日	第2版第1刷発行
2025年7月10日	第2版第2刷発行

著者　松島良次
　　　塚本佳子

発行者　白石泰夫

発行所　医歯薬出版株式会社
〒113-8612 東京都文京区本駒込1-7-10
TEL. (03)5395-7638(編集)・7630(販売)
FAX. (03)5395-7639(編集)・7633(販売)
https://www.ishiyaku.co.jp/
郵便振替番号　00190-5-13816

乱丁，落丁の際はお取り替えいたします　　印刷・教文堂／製本・愛千製本所
© Ishiyaku Publishers, Inc., 2022, 2024. Printed in Japan

本書の複製権・翻訳権・翻案権・上映権・譲渡権・貸与権・公衆送信権（送信可能化権を含む）・口述権は，医歯薬出版(株)が保有します．
本書を無断で複製する行為（コピー，スキャン，デジタルデータ化など）は，「私的使用のための複製」などの著作権法上の限られた例外を除き禁じられています．また私的使用に該当する場合であっても，請負業者等の第三者に依頼し上記の行為を行うことは違法となります．

[JCOPY]＜出版者著作権管理機構　委託出版物＞
本書をコピーやスキャン等により複製される場合は，そのつど事前に出版者著作権管理機構（電話 03-5244-5088, FAX 03-5244-5089, e-mail：info@jcopy.or.jp）の許諾を得てください．